AF172821

Inhaltsverzeichnis

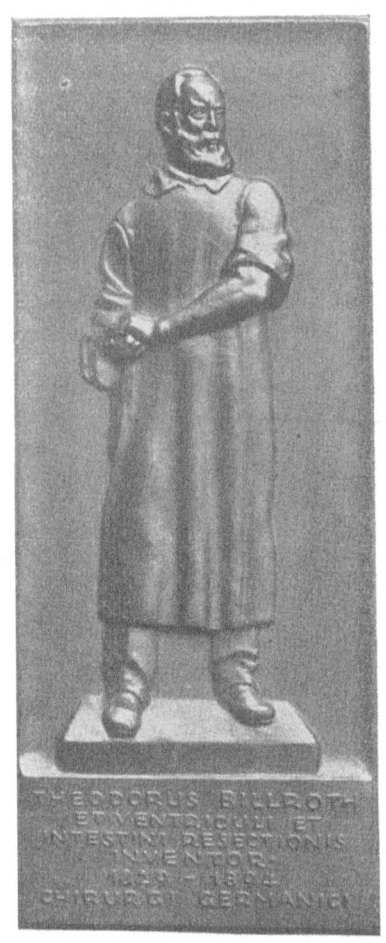

Billrothplakette

Veröffentlichungen der
Wiener Akademie für ärztliche Fortbildung
4

Billroths Erbe

Vorträge

gehalten anläßlich des 50. Todestages von Theodor Billroth
in Wien am 5. und 6. Februar 1944

Von

B. Breitner, W. Denk, H. v. Haberer, G. Hofer, O. Hofer, N. v. Jagić,
E. Risak, F. Sauerbruch, L. Schönbauer, F. Voelcker, G. A. Wagner,
A. Winkelbauer

Zusammengestellt von

W. Denk   **L. Schönbauer**

für das Denkmalkomitee

E. Risak

für die Wiener Akademie für ärztliche Fortbildung

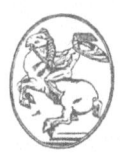

Springer-Verlag Wien GmbH

1944

Sonderdruck aus
„Wiener klinische Wochenschrift", 57. Jg. 1944
Alle Rechte vorbehalten. — Springer-Verlag OHG., Wien

ISBN 978-3-7091-4663-7   ISBN 978-3-7091-4815-0 (eBook)
DOI 10.1007/978-3-7091-4815-0

Mit dem Namen des großen deutschen Ärztes Theodor Billroth verbindet sich der Begriff einer reinen, von universellem Geist und tiefer Güte erfüllten Menschlichkeit. An seiner Erscheinung offenbart sich die eigentliche Bestimmung unserer Nation: führend mitzuwirken am Fortschritt der Wissenschaften und der immer wachsenden Summe von Erkenntnissen Sinn und Richtung durch die Entwicklung eines harmonischen Menschenbildes zu geben. Die Sammlung der vorliegenden Reden ist dem Gedenken an Theodor Billroth, den Wissenschaftler und Künstler, den Denker und Empiriker, gewidmet. Möge sie der Jugend, die den Arztberuf erwählt hat, die hohe Auffassung und den sittlichen Ernst, mit denen Theodor Billroth seiner Wissenschaft gedient hat, nahebringen!

Eröffnung der Weihestunde

durch den

Bürgermeister der Stadt Wien ⚡⚡-Brigadeführer
Dipl.-Ing. Hanns Blaschke

Hochansehnliche Festversammlung! Ich habe den ehrenvollen Auftrag, Sie hier im Namen des Reichsleiters Baldur von Schirach herzlichst zu begrüßen, der, wegen eines dienstlichen Auftrages von Wien abwesend, zu seinem Bedauern an der heutigen Festsitzung nicht teilnehmen kann. Diesen Grüßen des Reichsleiters und Reichsstatthalters darf ich die der Stadt Wien und mit ihnen auch die meinen als Bürgermeister dieser Stadt anfügen.

Ein festlicher Anlaß vereint uns heute. Wir gedenken zunächst des großen Wohltäters der Menschheit, Theodor Billroths, dessen 50. Todestag heute von uns hier gefeiert wird. Die Stadt Wien ist aber auch dadurch geehrt, daß aus diesem Anlaß die großen Aerzte unserer Generation von nah und fern nach Wien geeilt sind.

Es ist ein Festtag der Wiener medizinischen Schule, an deren Sternenhimmel als einer der strahlendsten Sterne der Name Theodor Billroth aufscheint. Es ist für diese Schule ein festlicher Tag und für die Stadt wieder ein festlicher Anlaß, in Dankbarkeit dieser Schule zu gedenken, weil sie mithalf, neben den anderen Gebieten der Aeußerungen menschlichen Geistes und Gemütes, den Namen und den Begriff dieser Stadt weit hinaus nach Europa und darüber hinaus in die ganze Welt zu tragen.

Ich möchte heute zunächst meinem geehrten Vorredner, Herrn Professor Dr. Schönbauer, den besten Dank dafür sagen, daß er gerade zum heutigen Festtag sein neues Werk „Das Medizinische Wien" erscheinen ließ, das als eine liebevoll gestaltete große Schau, durch den inneren Fanatismus des Verfassers über das Fachwissen des Arztes

hinaus, auch uns Laien anspricht. Wir können uns glücklich preisen, nun in diesem Werke eine Zusammenschau
der Leistungen der Wiener medizinischen Schule zu besitzen, eine Zusammenschau, die die Wiener Schule in
mehrere Gruppen unterteilt und alles das enthält, was an
einzelnen großen Namen und an Erkenntnissen immer wie-
derkehrt und in seiner Gesamtheit eben unter der Wiener
medizinischen Schule verstanden werden muß. Namentlich
wir Laien erfahren gerade nun durch Ihr Werk, Herr Professor Dr. S c h ö n b a u e r, eine Untermauerung unseres
Wissens von den Verdiensten der Wiener medizinischen
Schule und dafür möchte ich Ihnen als Bürgermeister
meinen herzlichen Dank sagen.

Es ist ja beglückend, meine Damen und Herren, immer
wieder zu sehen, wie groß der Reichtum dieser Stadt Wien
ist und wie sehr wir immer wieder, von einer Gedenkfeier
zur anderen, die den Manen dieser großer Männer gelten,
stolz darauf sind, hier im deutschen Raum eine solche
Stadt unser eigen nennen dürfen mit einer Hinterlassen-
schaft und einer Geschichte großer Männer und dem Niederschlag ihrer Betätigung auf dem Gebiete der schönen Künste,
als auch darüber hinaus, wie wir dies ja eben heute wieder
feststellen können auch auf dem Gebiete der Wissenschaft.
Faßt man die ärztliche Wirksamkeit und die Forschungs-
tätigkeit zusammen, so hat sich hier wohl zutiefst im deutschen Gemüt die Sehnsucht nach Innerlichkeit geregt, die
hier wie vielleicht nirgends anderswo nach Gestaltung gerungen und nach ihrem Ausdruck gesucht hat, so also eben
auch in der vielleicht menschlichsten Wissenschaft, in der
Medizin, Ragendes und Vollendetes geleistet wurde. So mag
es kein Zufall sein, daß gerade die ärztliche Wissenschaft
als eine der führenden, ja vielleicht als die führende Wissenschaft dieser Stadt, den Namen Wiens weit in die Welt hin-
ausgetragen hat, nicht vielleicht aber, weil dabei etwa die
Sehnsucht nach dem Gold maßgebend war, sondern weil
sie in der menschlichen Hilfsbereitschaft, in dem Bestreben
nach dem Zusammenstehen, aber auch in der Sehnsucht
nach Schönheit und Gesundheit ihr Fundament findet und
vielleicht eben deshalb in der Wiener Atmosphäre so sehr
gedeihen konnte, so daß Wien in der Lage war, für den
Reichtum und die Schöpferkraft der gesamten Volksgemein-
schaft hier einen besonderen Beitrag zu leisten, der uns
so stolz macht und dessen wir nun mitten im Kriege auch
am heutigen Festtag feierlich gedenken dürfen.

Herr Professor S c h ö n b a u e r hat selbst hier einen
schönen Festvortrag gehalten. Mir kommt es als Laien
nicht zu, Erläuterungen über B i l l r o t h zu geben. Ich darf
aber darauf hinweisen, daß wir Wiener besonders stolz

darauf sind, daß solch eine einmalige Erscheinung, ein
Meteor, am gestirnten Himmel aufging, der wie verschiedene andere vielleicht gerade aus einer Sendung zu
uns kam, wie denn vor allem von B i l l r o t h selbst wieder
eine solche ausging, weil er, wie Professor S c h ö n b a u e r
es nannte, seine besondere Bedeutung in der schulischen
Mission fand, die auf den Fremden hier immer wieder eine
so magnetische Anziehungskraft ausübt und den Wienern
allzeit auch Stolz und Verpflichtung war.

Indem wir uns, wie etwa zum heutigen Festtag, in einer
festlichen Veranstaltung zu den Großen unserer Vergangenheit bekennen und ihnen Dank zollen, mahnen wir auch die
Gegenwart zur Hingabe an die Pflicht und geben damit
für die Zukunft einen Ansporn, weil dann jeder weiß, daß
die Leistungen und die Gestaltungen seiner Schöpferkraft
in seiner Gemeinschaft unvergeßlich bleiben werden.

Vor wenigen Tagen konnten wir einem anderen strah-
lenden Namen der Wiener medizinischen Schule, Philipp
S e m m e l w e i s, ein Denkmal setzen, da dessen Herme
vor unserer, nun seinen Namen tragenden Frauenklinik enthüllt wurde. Die Stadt W i e n ist stolz darauf, auch das
B i l l r o t h - Denkmal nach seiner Vollendung in ihre Ob-
hut nehmen zu dürfen. Heute zu ihrem Festtage, meine
Damen und Herren, möchte ich aber als Bürgermeister der
Stadt Wien nicht mit leeren Händen hierhergekommen sein
und darf Ihnen daher von der Stiftung eines B i l l r o t h -
Preises der Stadt Wien Kenntnis geben, dessen Satzung in
den wesentlichen Punkten folgendermaßen lautet:

Die Stadt Wien stiftet in Würdigung der Bedeutung
der medizinischen Wissenschaft für die Stadt Wien einen
alljährlich zur Verleihung gelangenden Preis im Betrage
von 10.000 RM für überragende, die medizinische Wissenschaft neue Wege weisende Leistungen. Der Preis wird
unter der Bezeichnung „Billroth-Preis der Stadt Wien" verliehen.

Der Preis wird vom Reichsstatthalter in Wien auf Vorschlag eines höchstens achtgliedrigen Preisrichterkollegiums
verliehen, in dem der jeweilige Beigeordnete für das städti-
sche Gesundheitswesen den Vorsitz führt und dem ein Mit-
glied der Medizinischen Fakultät der Wiener Universität
und ein Vertreter des Kulturamtes der Stadt Wien ange-
hören. Die übrigen fünf Preisrichter werden vom Reichsstatthalter nach seinem freien Ermessen bestellt und abberufen.

Die Verleihung des Preises erfolgt zur Erinnerung an
Professor Dr. Theodor B i l l r o t h, dem hervorragenden
Wiener Chirurgen, alljährlich zu dessen Geburtstag, dem
26. April. Der Name der mit den Preisen ausgezeichneten
Personen wird jeweils im Verordnungs- und Amtsblatt für

den Reichsgau Wien veröffentlicht. Die Ausgezeichneten erhalten eine künstlerisch ausgeführte Urkunde über die Verleihung des Preises.

Der Preis wird an deutschblütige Aerzte und Aerztinnen für ein Lebenswerk auf ärztlichem Gebiete oder eine Großtat der Arzneikunst verliehen. Der Preis kann für ein Lebenswerk oder eine einzelne Großtat nur einmal verliehen werden. Voraussetzung ist in jedem Falle der Besitz der deutschen Staatsbürgerschaft. Die Teilung des Preises unter mehrere Personen ist unzulässig. Falls in einem Jahr keine preiswürdige Person vorhanden ist, unterbleibt die Verleihung des Preises.

Meine Damen und Herren! Damit soll der Dank der Stadt W i e n an Ihre Schule zum Ausdruck gebracht werden und damit auch der Beitrag unserer Generation zu der großen wissenschaftlichen Vergangenheit befruchtet und gefördert werden, indem auch dem jeweiligen Bahnbrecher in seinem gegenwärtigen Schaffen eine ehrende Auszeichnung verliehen wird.

Dies sei die Festgabe der Stadt Wien am Tage zu B i l l r o t h s 50. Todestag.

Wir alle aber wollen stolz darauf sein, durch Hingabe an unsere Pflichterfüllung auf unserem Platz unseren Beitrag leisten zu können, der zur Erhaltung und zur Mehrung der Sendung unseres Volkes und der Kultur unseres Europa dient.

Theodor Billroth

Professor Dr. L. Schönbauer

Wien*

Heute vor 50 Jahren ist in den Morgenstunden Theodor B i l l r o t h in Abbazia, 65 Jahre alt, gestorben.

In Bergen auf Rügen stand sein Geburtshaus; seinen Vater, der Pastor war, verlor er im Alter von 5 Jahren, seine Mutter, die ihn und seine vier Geschwister erzog, übersiedelte nach dem Tode ihres Mannes nach Greifswald, wo er das Gymnasium besuchte; er war kein ausgezeichneter Schüler und mit den Sprachen hat er es nicht leicht gehabt. Wohl wurde zu jener Zeit nicht mehr in lateinischer Sprache vorgetragen. S k o d a in Wien war bekanntlich der erste, der in seiner lateinisch gehaltenen Antrittsvorlesung (15. Oktober 1846) verlangte, daß der Unterricht in deutscher Sprache zu erfolgen habe: „Et ego studium medicinae vinculis linguae liberare conabor"; Skoda hat in der Tat das Studium der Medizin von den sprachlichen Fesseln befreit. Immerhin beherrschten die akademischen Lehrer ganz ausgezeichnet die lateinische und griechische Sprache. Die große naturwissenschaftliche Begabung B i l l r o t h s war es, die ihn später zu so großer Höhe führte, zu großem Ansehen bei seinen Kollegen in der Wiener Fakultät brachte, die ja, wie z. B. S k o d a, H y r t l, Eduard A l b e r t u. a., die alten Sprachen so gut beherrschten wie die modernen.

Das „Ingenium tardum", als welches B i l l r o t h von einem seiner Gymnasiallehrer bezeichnet wurde, ähnlich

---

* Vortrag zur Weihestunde am 6. Februar 1944.

wie einer seiner berühmten, allerdings jüngeren Zeitgenossen, R ö n t g e n, hatte in erster Linie Vorliebe für
Musik, die sich später in seinem innigen Verhältnis zu
B r a h m s auslebte. Nach Vollendung des Gymnasiums gehörte demnach das erste Semester der Musik, dann aber
folgte er dem Chirurgen Wilhelm B a u m von Greifswald
nach Göttingen; B a u m hat, wie B i l l r o t h ihm später
schrieb, „den Funken der Begeisterung für das Erhabene
und Große in der Wissenschaft in seine damals noch schwan-
kende Seele und den noch mehr schwankenden Charakter
gelegt, so daß er in den Naturwissenschaften und in der
Medizin Ziele sah, die er nie zu erreichen hoffte, doch
deren Anstrebung ihn erhob und nach und nach die Energie
und den Ehrgeiz in ihm weckten, zu erproben, wie weit
seine Kräfte wohl reichten". An dieser Stelle mag es wohl
berechtigt sein, daran zu denken, wie sich die Chirurgie
entwickelt hätte, wenn B i l l r o t h Musiker und nicht Chirurg
geworden wäre, wenn die epochalen Leistungen, die er
vollbrachte, einem anderen gelungen wären, der nicht so
wie B i l l r o t h es verstanden hätte, überzeugend und be-
weisend für das Ergebnis seiner Arbeit einzutreten. Gerade
auf Wiener Boden muß man da an Ignaz Philipp S e m m e l-
w e i s erinnern, der im Jahre 1847 den Weg fand, das
Kindbettfieber erfolgreich zu bekämpfen, dem aber die Anerkennung versagt blieb und dessen Gedanke 50 Jahre
brauchte, um sich durchzusetzen und Anerkennung zu finden, die allerdings von ganz anderer Seite kam und zu
einer Zeit, als S e m m e l w e i s längst tot und vergessen
war. Was wäre aus der Anatomie geworden, wenn H y r t l
1838 seinen Entschluß durchgeführt hätte, der Anatomie
zu entsagen und, damals schon Ordinarius in Prag, die
Stelle nach dem Prager Chirurgen F r i t z angenommen
hätte; auch hier wäre die Entwicklung der Anatomie nicht
stehengeblieben, hätte den Weg zur Wahrheit auch ohne
ihn gefunden, nur langsamer und bedächtiger!

Als B i l l r o t h s Mutter 1851 gestorben war, mußte
B i l l r o t h von Göttingen nach Berlin übersiedeln, wo die
Großmutter weiter für ihn sorgte. Am 30. September 1852
promovierte er in Berlin, arbeitete hierauf bei dem berühmten Augenarzt G r a e f e, von dem er wohl auf die
bedeutenden Aerzte der damaligen Wiener Schule aufmerksam gemacht wurde, soweit er sie nicht von einem kurzen
Aufenthalt in Wien 1851 kannte. Hatte doch G r a e f e selbst
seine Ausbildung nicht etwa bei dem berühmten Augenarzt
R i c h t e r in Göttingen, sondern bei österreichischen Augen-
ärzten, bei dem berühmten Augenarzt A r l t in Prag, später
in Wien, und bei J ä g e r erhalten. So kam es, daß B i l l-
r o t h 1853 Wien besuchte und dort Kurse bei O p p o l z e r,

H e b r a und H e s c h l nahm, der damals unter R o k i -
t a n s k y am Pathologisch-Anatomischen Institut in Wien
arbeitete. Ueber die Eindrücke, die er in Wien und von
Wien empfing, geben seine Briefe an M e i ß n e r Aufschluß;
insbesondere ein Brief vom 22. Mai 1853. B i l l r o t h war
eigentlich nur von H e b r a begeistert, während O p p o l z e r,
S k o d a und R o k i t a n s k y wenig Eindruck auf ihn machten. Einen großen Teil jener Männer, die damals in Wien
lehrten, hat er 14 Jahre später als seine engeren Fakultäts-
mitglieder in Wien wiedergefunden; S k o d a lebte noch
(gestorben 1881), R o k i t a n s k y (gestorben 1878), O p -
p o l z e r (gestorben 1871), H e b r a (gestorben 1880), H y r t l
(gestorben 1894). Das Erbe des Chirurgen S c h u h übernahm er mit dem Vorstand der I. Chirurgischen Klinik
D u m r e i c h e r, Ordinarius 1846 bis 1880, wirkte er noch
13 Jahre. Alle die großen Männer fand er wieder, als er
nach Wien berufen wurde. Bis dahin allerdings war der
Weg schwer und steinig.

Von Wien zurückgekehrt, eröffnete B i l l r o t h seine
Praxis in Berlin; zwei Monate lang sah er keinen Patienten; einem glücklichen Zufall ist es zu danken, daß er
Ende 1853 eine Assistentenstelle bei dem damals bedeu-
tendsten Chirurgen Deutschlands, bei Bernhard v. L a n g e n -
b e c k, erhielt. Jetzt erst begann für den 24jährigen Arzt
die Zeit rastloser Arbeit; es waren Arbeiten aus dem Gebiete der pathologischen Anatomie, die ihm Anerkennung
brachten und schon 1856, also nach knapp 3 Jahren, den
Titel eines Dozenten. Im gleichen Jahre wurde er neben
V i r c h o w an zweiter Stelle für die Professur für pathologische Anatomie in Berlin vorgeschlagen. Später schrieb er
darüber, „daß es nicht unehrenvoll sei, mit V i r c h o w riva-
lisiert zu haben, wenn er auch schließlich aus dem Felde
geschlagen worden sei". Zweifellos hätte B i l l r o t h die
Berufung an die Lehrkanzel für pathologische Anatomie
in Berlin angenommen. Zwei Jahre später, 1858, lehnte er
die Berufung als pathologischer Anatom nach Greifswald
ab, um 1859 als Direktor der Chirurgischen Klinik nach
Zürich berufen zu werden; er übernahm dieses Amt am
1. April 1860 und blieb dort bis 1867, also durch 7 Jahre,
bis zu seiner Berufung nach Wien. R o k i t a n s k y und
B r ü c k e hatten sich für B i l l r o t h besonders eingesetzt;
D u m r e i c h e r, der kurz vorher einen harten literari-
schen Kampf mit L a n g e n b e c k wegen der Behandlung
der österreichischen Soldaten 1866 in deutschen Lazaretten
in Böhmen ausgefochten hatte, erhob keinen Einwand gegen
die Berufung B i l l r o t h s. Am 20. August 1867 übernahm
er die nach dem Tode S c h u h s frei gewordene II. Chirurgische Klinik in Wien, nachdem er 1862 einen Ruf nach

Rostock, 1864 einen solchen nach Heidelberg abgelehnt hatte. Auch in weiterer Folge und immer wieder versuchte man, B i l l r o t h an Kliniken des Reiches zu verpflichten. Schon 1871 war er als Nachfolger von Johann Chr. J ü n g k e n für die Charité-Klinik in Berlin in Aussicht genommen, für J ü n g k e n, der 40 Jahre lang das Lehramt für Chirurgie und Augenheilkunde innehatte, der in einem seiner bemerkenswerten Aufsätze die Verhältnisse an den Wiener chirurgischen Kliniken unter K e r n und Z a n g schildert und dem wir eine authentische Darstellung der Wundbehandlung K e r n s verdanken.

1872 sollte B i l l r o t h die Professur an der neu gegründeten Universität in Straßburg übernehmen. Die glänzendsten Vertreter der deutschen Medizin: L e y d e n für Interne, R e c k l i n g h a u s e n für Pathologische Anatomie, H o p p e - S e y l e r für Organische Chemie und B i l l - r o t h waren vorgeschlagen. Alle nahmen an, B i l l r o t h blieb in Wien, und er blieb auch in Wien, als ein neuer Lockruf aus Berlin kam, als 1882 Bernhard v. L a n g e n - b e c k sich bemühte, B i l l r o t h als seinen Nachfolger nach Berlin zu bringen. Als einziger Kandidat wurde in der Fakultätssitzung vom 23. Mai 1882 B i l l r o t h für die Chirurgische Klinik dem Minister vorgeschlagen; B i l l - r o t h lehnte ab; er hatte in Wien schon so zahlreiche ergebene Freunde gefunden und er fühlte sich nicht mehr jung und elastisch genug, um die neue Arbeitslast auf sich zu nehmen.

1887 überstand B i l l r o t h eine schwere Lungenentzündung. Ganz Wien war um ihn besorgt und bewies damit, wie sehr es B i l l r o t h als Zugehörigen schätzte und verehrte. Obwohl B i l l r o t h wieder arbeitsfähig wurde, ja den Anschein einer zweiten Jugend erweckte, fühlte er selbst, daß er seines Lebens Höhe überschritten hatte und den Weg nach abwärts ging; in jenen Jahren war es, wo er selbst am besten sein Herzleiden erkannte und wußte, daß es bald mit ihm zu Ende gehen müsse; die ,,Todessehnsucht'' von Herwegh war ein von ihm gerne gehörtes und geliebtes Lied:

Ich möchte hingehn wie der heitre Stern
In vollstem Glanz, in ungeschwächtem Blinken,
So stille und so schmerzlos möchte gern
Ich in des Himmels blaue Tiefen sinken.

Du wirst nicht hingehn wie das Abendrot,
Du wirst nicht stille, wie der Stern versinken,
Sanft stirbt es einzig, einzig sich in der Natur,
Das arme Menschenherz muß stückweis, stückweis
[brechen.

Den Winter 1893/94 verbrachte er in Abbazia. Am 6. Februar 1894 starb er daselbst.

In einem Brief, schon 1885 an G e r s u n y geschrieben, heißt es: „Mein Leben war unendlich reich. Ich habe viel empfangen und gern so reichlich gegeben, als ich es vermochte. Jetzt ist es ausgelebt, es verklingt leise, für mich schön und harmonisch, hoffentlich auch ebenso für meine gute Frau, meine lieben Kinder und meine lieben treuen Freunde." Von seinen 6 Kindern lebt nur mehr Frau Helene C o n r a d - B i l l r o t h, die heute unter uns weilt. Sein Leben war reich, weil es Schaffen gewesen ist, aber noch mehr, weil es sich so viel Liebe verdient hat.

Das ist in kurzen Worten der Rahmen, in dem sich dieses reiche, schöne und harmonische Leben abspielte.

Wenn A l b e r t von einem klinischen Lehrer sagt, daß Theoretiker und Praktiker eine sehr verschiedene Art der Betätigung der menschlichen Fähigkeiten repräsentieren und selten jene Individualitäten vorkommen, die den Aufgaben der Praxis gewachsen und dennoch auch für Lösungen theoretischer Probleme begabt wären, so war es B i l l r o t h in großem Maße gegeben, alle diese Forderungen zu erfüllen. Im Vordergrund der Tätigkeit eines klinischen Lehrers steht seine Pflicht als Lehrer der medizinischen Jugend. Darin erblickte er eine heilige Pflicht dem Staate gegenüber. In seinem Buch „Lehren und Lernen der medizinischen Wissenschaften an den Universitäten der Deutschen Nation" richtet er auch heute noch ganz besonders geltende Worte an die Studierenden: „Habt Ihr denn nie überlegt, Ihr jungen Leute, welch schweren, verantwortlichen Beruf Ihr erwählt habt? Habt Ihr nie daran gedacht, daß Ihr in der menschlichen Gesellschaft eine völlig exzeptionelle Stellung einnehmen sollt? Daß der Staat Euch nach Eurem Wissen und Gewissen schalten läßt. Daß Ihr für alles, was Ihr mit den kranken Menschen vornehmt, voll und ganz einstehen sollt? Der Advokat, der Richter kann über das Vermögen, die Ehre eines Menschen entscheiden, doch Euch werden viele Menschen ihr Leben in die Hände geben; ist wohl ein größeres Vertrauen vom Menschen zum Menschen denkbar, als daß z. B. einer sich von einem anderen durch das Einatmen eines betäubenden Giftes in schmerzlosen und bewußtlosen Zustand versetzen läßt und sich ihm nun so ganz preisgibt? Und Ihr wollt diese schwersten Rechte und Pflichten übernehmen, ohne Euch dazu nur einigermaßen vorbereitet zu haben? Könnt Ihr dies vor Eurem Gewissen verantworten?"

Als Lehrer seiner engeren Schüler war es B i l l r o t h gegönnt, noch zu Lebzeiten eine große Zahl von Schülern

als Vorstände von chirurgischen Kliniken in Deutschland,
Oesterreich, Belgien und Holland zu sehen. W i n i w a r t e r
wirkte in Lüttich, S a l z e r in Utrecht, G u s s e n b a u e r
in Lüttich, Prag und Wien, H a c k e r in Innsbruck und
Graz. Von anderen seiner Schüler wieder leiteten sich neue
Chirurgen ab; von C z e r n y, der in Freiburg im Breis-
gau und Heidelberg wirkte, stammt V o e l c k e r, den wir
gestern hörten, von v. M i k u l i c z stammen S a u e r b r u c h,
der führende Chirurg Deutschlands, der gestern hier sprach,
und A n s c h ü t z, v. W ö l f l e r, S c h l o f f e r; sie alle
haben eine große Anzahl von Schülern ausgebildet, die ihre
Lehren in ausgezeichneter Weise vertraten. Die größte
Schule nach seinem Lehrer B i l l r o t h gründete allerdings
E i s e l s b e r g, der nicht weniger als 19 Ordinarii hinter-
ließ. So hörten wir gestern den Vortrag von dem Berliner
Gynäkologen Gustav W a g n e r, einen Vortrag von dem
Berliner Kieferchirurgen Otto H o f e r, wir hörten den Laryngologen Gustav H o f e r aus Graz; von den älteren Schülern E i s e l s b e r g s haben H a b e r e r, Innsbruck-Graz-
Düsseldorf-Köln, D e n k, Graz-Wien, B r e i t n e r, Innsbruck, von den jüngeren W i n k e l b a u e r, Graz, und ich
hier gesprochen.

Was von dem längst verstorbenen Chirurgen v. M i k u -
l i c z in der Magen-Darmchirurgie, von C z e r n y und
G u s s e n b a u e r im gleichen Fache und in der Gynäkologie
geleistet wurde, was W ö l f l e r der Magen-Darmchirurgie
und der Kropfchirurgie, was H a c k e r der Oesophaguschirurgie gegeben hat, was wir S a l z e r und N a r a t h
verdanken, das ist längst in die Geschichte der Chirurgie
eingegangen. Was B i l l r o t h selbst, dessen wissenschaftliche Tätigkeit sich in zwei Abschnitte teilt, als Histologe,
als Pathologe und Bakteriologe leistete, ist von keinem Geringeren als Robert K o c h anerkannt worden, der, wie er
in einem Brief von 1885 an B i l l r o t h schrieb, ganz
unter dem Eindruck der Studien B i l l r o t h s über die
Coccobakteria septica stand und diesen Eindruck nie verloren hat. B i l l r o t h s Leistungen auf dem Gebiete der
praktischen Chirurgie, die osteoplastische Unterkieferresek-
tion, die Resektion des Oesophagus und die Kehlkopfexstirpation, seine und seiner Schüler Arbeiten über den
Kropf, vor allem aber die von ihm zum ersten Male
mit Erfolg am 29. Januar 1881 durchgeführte Magenresektion eröffneten der Chirurgie ganz neue Gebiete.

Was es für einen Menschen von B i l l r o t h s Ver-
anlagung bedeutet haben mußte, diese neuen Wege der
Chirurgie zu erschließen, das kann man nur aus dem
Wissen jener Zeit verstehen, und nur dann voll würdigen,
wenn man selbst Chirurg ist. Das Zittern und Zagen um

einen Menschen, bei dem man erstmalig eine ganz neue
Operation gemacht hat, hat B i l l r o t h in besonderem Maße
empfunden. Von Kehlkopfoperationen wußte man zu jener
Zeit noch nichts, die Chirurgie des Kropfes war über die
ersten Anfänge nicht hinausgekommen. Bis ins 19. Jahrhundert hinein glaubte man, die Schilddrüse diene zur
Regulierung der Stimme und Sprache, dem Wärmeschutz
des Kehlkopfknorpels, der Abrundung des Halses und der
Ueberwachung der Blutzirkulation, besonders der Blutzirkulation des Gehirns. Die Erscheinungen, die sich nach totaler Entfernung der Schilddrüse einstellten, konnte man
nicht erklären. Es waren zwei im Verlauf völlig verschiedene Krankheitsbilder: eine rasch einsetzende, mit schweren Krämpfen sich äußernde Erkrankung, die man als Te-
tanie bezeichnete, und ein mehr chronisch sich entwik-
kelnder Zustand, der beim Menschen durch eigenartige öde-
matöse Schwellung der Haut, durch Abnahme der Geistes-
kräfte und bei jugendlichen Individuen durch eine auffällige
Hemmung des Wachstums charakterisiert ist. Die Neben-
schilddrüse wurde wohl 1880 von Ivar S a n d s t r ö m entdeckt; erst 1895 hat der Prager Histologe Alfred K o h n
festgestellt, daß es sich hier nicht etwa um ein unreifes
und im Bedarfsfall sich entwickelndes Reservematerial der
Schilddrüse handelt, sondern daß eigenartige, von der Schilddrüse unabhängige Organe vorliegen, die er „Epithelkörper-
chen" nannte, die seither ihr Bürgerrecht in der Reihe der
selbständigen Organe behaupteten.

Kropfoperationen wurden vorgenommen, bevor man
die Anatomie und Physiologie dieses Organs kannte; die
erste Magenresektion wurde erfolgreich von B i l l r o t h nach
geglückten Experimenten an Hunden durchgeführt; wie sich
der menschliche Organismus nach einem solchen Eingriff
verhalten wird, wußte man nicht. Allerdings hat die Chirurgie zu allen Zeiten Wege gesucht und gefunden, um den
Menschen zu helfen, und keineswegs die Ergebnisse theoretischer Forschung abgewartet. Lange Zeiträume hindurch,
bevor der Kreislauf entdeckt worden war (H a r v e y 1628),
haben die Chirurgen Blutungen zu stillen verstanden, An-
eurysmen und Varices erkannt und operiert; fast zwei Jahr-
tausende vor der Entdeckung des Sauerstoffes und vor
jedweder Kenntnis über den Chemismus der Atmung hat
A s c l e p i a d e s Tracheotomien ausgeführt, und lange, bevor das Wesen der Rachitis erkannt wurde, hat man bei
Beckenverengerungen Kaiserschnitte ausgeführt; und durch
zahlreiche andere Beispiele könnte man erweisen, wie die
Praxis den Theorien vorauseilt, wie glücklich ihre Initiative
sein kann, auch wenn die theoretische Einsicht in den Gang
der Natur noch ganz unvollkommen ist (A l b e r t).

B i l l r o t h s wissenschaftliche und praktische Leistungen führten zu einem Wandel in der Stellung der Chirurgie im Rahmen der Medizin. In der Zeit vor B i l l r o t h und in der ersten Zeit seiner Tätigkeit in Wien folgten die Chirurgen bei ihren Eingriffen ausschließlich den Weisungen der Internisten. Jetzt trat ein Wandel in der Auffassung ein, der die scharfe Trennung zwischen Chirurgen und Internisten verwischte. Die Patienten verlangten im Vertrauen zur Chirurgie den chirurgischen Eingriff, wodurch die Heilerfolge besser wurden, da der Eingriff frühzeitig vorgenommen wurde. In den Arbeiten B i l l r o t h s wurden zum ersten Male Erfolge und Mißerfolge ehrlich mitgeteilt. Von ihm stammten die ersten genauen Statistiken über Heilresultate beim Karzinom, und diese Gepflogenheit wurde seitdem von den Chirurgen genau eingehalten und geübt. Immer werden heute in chirurgischen Arbeiten neben den Erfolgen auch die Mißerfolge erwähnt, und es wäre gar nicht denkbar, daß bei den jährlichen Tagungen der Deutschen Gesellschaft für Chirurgie von diesem bewährten Brauch abgegangen würde. Auch diese aus dem Jahre 1872 stammende Gesellschaft zählt B i l l r o t h zu ihren Gründern; die Anregung ging von Bernhard v. L a n g e n b e c k, seinem Lehrer, von S i m o n, Heidelberg, und V o l k - m a n n, Halle, aus. Ein Gemälde im Langenbeck-Haus in Berlin zeigt neben diesem B i l l r o t h, E s m a r c h, B a r d e - l e b e n, G u r l t und B r u n s.

In der Deutschen Gesellschaft für Chirurgie haben nicht nur die altreichsdeutschen, sondern auch die österreichischen Chirurgen ihre Heimat gefunden; die Rivalität, die zwischen den österreichischen und altreichsdeutschen Chirurgen vor B i l l r o t h bestand — ich erinnere an die harte Fehde zwischen D u m r e i c h e r und L a n g e n b e c k, an den Kampf, den S c h u h und V i r c h o w führte —, wich einer vertrauenden Freundschaft, und diese Freundschaft, von B i l l r o t h angebahnt, hat sich in den folgenden Jahrzehnten nur inniger gestaltet. Weiter liegt das Verdienst dieses Mannes auch darin, wie B a u m am 10. April 1872 schrieb, „daß das Sittliche unter den Chirurgen gewonnen hat, daß die Chirurgen nicht mehr liderlich und unkeusch sind".

So hat B i l l r o t h für die moderne Chirurgie neben seiner wissenschaftlichen und praktischen Bedeutung, neben seiner schulebildenden Kraft auch erzieherisch gewirkt und dadurch die Chirurgie auf eine Höhe geführt, die zu erhalten unsere Pflicht sein muß. Daß er in allen Belangen unerreicht und unerreichbar ist, muß heute, 50 Jahre nach seinem Tode, festgestellt werden. Zwei Denkmäler hat er sich selbst in dieser Stadt gesetzt: Das Rudolfinerhaus, das Musterspital, das der Erziehung von Schwestern dient, und das Haus, in dem wir uns befinden und das den Namen „Billroth-Haus" trägt. Dieses Haus nahm vor 50 Jahren die „Gesellschaft der Aerzte" auf, eine der ältesten wissenschaftlichen Vereinigungen Deutschlands, die, seit 1837 bestehend, das Forum bildete für die grundlegenden wissenschaftlichen Entdeckungen eines S e m m e l w e i s, S k o d a, B i l l r o t h, W a g n e r - J a u r e g g u. a. In den Arkaden der Universität steht B i l l r o t h s Denkmal, am Zentralfriedhof hat die allzeit ihre großen Aerzte ehrende Gemeinde Wien ihm ein Ehrengrab gestiftet, an der Stätte seiner Wirksamkeit im Allgemeinen Krankenhaus haben die deutschen Chirurgen ihm ein Denkmal errichtet, ihm, dem Erfinder der Magen-Darmchirurgie und der Kehlkopfchirurgie.

Unvergänglicher als diese Zeichen der Dankbarkeit und Anerkennung aber ist das Gefühl der Liebe und Verehrung, das alle deutschen Chirurgen für ihn empfinden.

Gedenkrede am Billroth-Denkmal

Von

Professor Dr. **W. Denk**

Wien

Seit Dezennien ist dieser schöne, alte I. Hof des Allgemeinen Krankenhauses durchweht von einem, dem wissenden Epigonen mystisch anmutenden Hauch uralter, geheiligter Tradition, die getragen ist von Namen und Werken einer Epoche, welche unsere Heimatstadt zum Mekka der Heilkunde erhoben hat.

In diesen Hof strömen, mühselig und beladen, tagaus, tagein Hunderte und Tausende, um hier Linderung und Heilung zu suchen. Auch diese Schar Kreuztragender fühlt unbewußt die Größe dieser Tradition und klammert sich an sie in den schweren Tagen ihres Daseins.

Um diese Stunde, vor 50 Jahren, erfüllte sich an einem der Größten jener Epoche, dessen Lebenswerk den Kranken von Jahrhunderten zugute kommt, das unabwendbare Schicksal, „die Wandlung der Vergänglichkeit zur Unvergänglichkeit zu erleiden". Das Sterben Theodor B i l l r o t h s erhob ihn zur Unsterblichkeit. Und wenn heute diesem Manne ein sichtbares Denkmal errichtet wird, so geschieht dies nicht nur aus Liebe, Verehrung und Dankbarkeit dem großen Arzt und Chirurgen gegenüber, sondern auch um der Idee willen, die B i l l r o t h verkörpert, und um des Sinnes willen, den er seinem Leben gegeben hat.

Ein fanatischer Sucher und Verfechter der Wahrheit, ein Meister der operativen Technik, ein Mann voll Geist, Gemüt und Phantasie, der mit faszinierender Gewalt die

Jugend packte und in seinen Bann zog, ein universelles Genie, mit Goethe vergleichbar, so lebt B i l l r o t h vor unserem geistigen Auge. Aber nicht nur vor uns, als hätte erst der Tod ihm Ueberlebensgröße verliehen, so stand er auch vor seinen Zeitgenossen, deren einer den schönen Satz geprägt hat: Er ist wie ein geschliffener Edelstein, von welcher Seite man ihn auch betrachten mag, er leuchtet immer in neuer Pracht.

Was war der Sinn des Lebens B i l l r o t h s?

Seinen Mitmenschen, den Kranken zu helfen. Aber nicht nur mit den Mitteln, die seine Zeit ihm in die Hände gegeben hat. Sein Forschergeist suchte und quälte sich ab nach neuen Waffen gegen Not und Tod. Er schmiedete diese Waffen, die auch heute noch an Schärfe nichts verloren haben. Und wenn die Chirurgie der Gegenwart Triumphe feiert, wenn sie die Geißel der Menschheit, die Krebskrankheit, zu heilen imstande ist, so dankt sie und verdanken die Leidenden dies zum großen Teil der Pionierarbeit des Forschers B i l l r o t h.

Aber auch das Schöne im Leben suchte er und fand es in der Musik und in der Natur. Nicht nur zur eigenen Entspannung, nicht um sich allein daran zu erfreuen, sondern um alles Erhabene, das er in sich aufgenommen hat, weiter zu verschenken und neue Kraft zu sammeln für die Arbeit seines Lebens: Helfen, Heilen, Finden.

Das war B i l l r o t h und doch nur ein Teil von ihm. Denn um ihn ganz zu verstehen, seine Persönlichkeit ganz zu erfassen und seine Universalität gerecht zu werden, müßte man noch die vielen anderen Seiten dieses Edelsteines betrachten. Nicht nur den Chirurgen und Arzt, auch den Erforscher der Krankheiten, den Musiker und Komponisten, den Dichter und Philosophen.

Auch noch im Sterben leuchtet er. Ergreifend sind die Worte, die er noch kurz vor seinem Tode schrieb und seinem Manuskript über Musik beifügte:

„Nacht ist's, schon lange lautlose Stille um mich, nun wird's auch in mir still. Mein Geist beginnt zu wandern, ein ätherblauer Himmel wölbt sich über mir. Ich schwebe körperlos empor. Es klingen die schönsten Harmonien von unsichtbaren Chören, in sanftem Wechsel gleich dem Atmen der Ewigkeit! Auch Stimmen nehm' ich wahr, die Worte sind ein leises Rauschen, Klingen: Komm, müder Mann, wir machen glücklich dich. In dieser Sphären Zauber befreien wir dich vom Denken, der höchsten Wonne und dem tiefsten Schmerz der Menschen. Du fühlst dich als Teil des Alls, sei nun im ganzen All verteilt, das Ganze zu empfinden mächtig."

So strahlt das Leuchten dieses Mannes über Zeit und
Raum hinweg, aus der Vergangenheit in Gegenwart und
Zukunft.

Es wurde mir als dritter Nachfolger Theodor B i l l-
r o t h s im Lehramt die ehrenvolle Aufgabe zuteil, anläßlich der Errichtung seines Denkmals, das aus kriegsbeding-
ten Gründen nur im Modell vor uns steht, das Wort zu er-
greifen. In diesem feierlichen Augenblick, der Todesstunde
B i l l r o t h s, beugen wir uns in tiefer Ehrfurcht und Dankbarkeit vor den Manen dieses großen Menschen.

Von der Meisterhand Professor D r o b i l s geformt,
steht Theodor B i l l r o t h vor uns, nach Vollendung einer
großen Operation als Sieger über Krankheit und Tod, als
Spender von Trost und Hoffnung für alle jene, die der
Leidensweg durch dieses Tor in diesen Hof führt, als Ansporn und als Beispiel für die Jugend und als Zeuge dafür
daß Selbstaufopferung für andere der höchste Sinn des Lebens ist und die Unsterblichkeit bedeutet.

Chirurgischer Tag

anläßlich des

50. Todestages Theodor Billroths

veranstaltet von der

Wiener Akademie für ärztliche Fortbildung
am 5. Februar 1944

Zur Eröffnung

Von

Professor Dr. E. Risak

Wien

Herr Reichsstatthalter, Eure Magnifizenz, Herr Generalstabsarzt, meine Damen und Herren!

Im Namen der Wiener Akademie für ärztliche Fortbildung gestatte ich mir, den „Chirurgischen Tag in Wien" anläßlich des 50. Todestages von Theodor Billroth zu eröffnen.
Ich heiße Sie alle, die Sie zu dieser Tagung als Ehrengäste,
als Vortragende und als Hörer hier im Billrothhause, in
diesem altehrwürdigen, von Billroth eröffneten Saale,
zusammengekommen sind, aufs herzlichste willkommen.
Als uns das Denkmalkomitee unter Führung der Herren
Professoren Denk und Schönbauer aufforderte, an den
geplanten Veranstaltungen teilzunehmen, bedeutete dies für
uns eine Ehre und erfüllte uns mit stolzer Freude. Liegt
doch dieser Aufforderung die Tatsache zugrunde, daß der
Gedanke der ärztlichen Fortbildung sich in Wien unbedingt
durchgesetzt hat. Es muß auch Sie, meine Hörerinnen und
Hörer, mit Genugtuung erfüllen, daß man den großen Chirurgen Theodor Billroth in Wien nur so richtig feiern
zu können glaubt, daß man an seinen Werken nicht nur
die Chirurgen, sondern auch Sie, meine Kameradinnen und
Kameraden aus der Praxis, die Sie auf dem vorgeschobenen
Posten im Dienste der Gesundheit stehen, teilhaben läßt.
Die Herren Denk und Schönbauer haben bewußt oder
unbewußt sich damit an die Worte ihres großen Lehrers
von dem Werte der ärztlichen Fortbildung gehalten. So
gibt Billroth in seinen vor etwa 60 Jahren nieder-

geschriebenen Aphorismen seiner Freude und seines bißchen
Stolz und Eitelkeit kund „über den dauernden Ruf der
Wiener Schule, über die Concentration in der einzig in
ihrer Art dastehenden Josephinischen Stiftung, dem allgemeinen Krankenhaus" und „über die Zweckmäßigkeit der
Curs-Einrichtungen". Er schreibt weiter: „Wir wollen uns
diesen Becher der Freude durch keinen Tropfen Wermuth
verbittern lassen und wünschen nur vom Herzen, daß es
immer so bliebe." Die Arbeit der Wiener Akademie für
ärztliche Fortbildung und gerade der heutige Tag möge unser
Beitrag für unsere Bemühungen sein, diesem Wunsch Billroths auch in der Gegenwart der Erfüllung näher zu
bringen. Gerade dieses Bestreben setzt uns überhaupt in
die Lage, die ärztliche Fortbildung in Wien auch im fünften
Kriegsjahr weiter fortzuführen, wobei wir uns bewußt sind,
daß uns das Schicksal bisher im Gegensatz zu den anderen
Metropolen unseres Vaterlandes darin wesentlich unter-
stütze. Aber nicht nur der Umstand, daß wir bisher vom
Bombenterror unserer Feinde verschont geblieben sind, stellt
den richtigen Boden für die ärztliche Fortbildung dar, sondern das Zusammenwirken aller Kräfte, das nach Theodor
Billroth in Wien richtig gewürdigt werden muß. In
diesem Sinne gereicht es mir zur ganz besonderen Ehre,
eine Reihe von Männern aus Partei, Staat und Wehrmacht
besonders zu begrüßen und ihnen für ihr Verständnis für
unsere Bestrebungen zu danken. Vor allem habe ich Ihnen,
meine Damen und Herren, die Grüße des Reichsleiters
Baldur von Schirach zu übermitteln, der der Tagung
einen guten Verlauf wünscht. Seiner tatkräftigen Förderung
ist das Zustandekommen dieses Tages überhaupt zu danken. An erster Stelle begrüße ich den Herrn Reichsstatthalter und Gauleiter von Niederdonau, den Arzt Dr. Jury,
der durch sein Erscheinen uns immer wieder neue Kraft
verleiht, trotz aller inneren und äußeren Schwierigkeiten
den einmal für richtig erkannten Weg weiterzugehen. „Die
Tatsache, daß eine große Zahl von Fachärzten und praktischen Aerzten ihres Gaues, Gauleiter, an diesem Tage
teilnehmen, mag Ihnen der beste Beweis dafür sein, daß
das Interesse an der medizinischen Forschung in Ihrem
Gau in den Herzen Ihrer Aerzte verankert und damit die
Gesundheitsführung Ihres Gaues in den besten Händen ist."
Mein und damit uns aller weiterer Dank gebührt wohl
ohne Zweifel Ihnen, meine Herren Vortragenden, die Sie
die Schwierigkeiten der Reise trotz Ihrer Arbeitsbelastung
nicht gescheut haben, um den Manen Billroths zu huldigen und es aller Welt zu verkünden, wie Sie das Erbe
Billroths verwaltet haben. Auch Ihnen, meine Herren
Vortragenden, darf ich ein Wort Theodor Billroths mit

auf den Weg geben. „Man muß es nur erlebt haben, mit wieviel Mühe und Zeitverlust es verbunden ist, in Paris oder London die berühmten Männer auch nur einige Male zu hören." Ich mache mich daher sicherlich zum Sprecher aller, wenn ich Ihnen, den führenden Männern der deutschen Chirurgie, nochmals dafür danke, daß Sie zu unseren Aerzten sprechen. Der überfüllte Saal möge Ihnen besser als alle Worte zeigen, welch großes Interesse in unseren Gauen Ihnen entgegengebracht wird.

Ich danke Sr. Spektabilität, dem Herrn Dekan, den Herren D e n k und S c h ö n b a u e r und den Herren Senatoren des Wissenschaftlichen Senates der Wiener Akademie für ärztliche Fortbildung, daß sie unserer Bitte stattgegeben haben, bei den Vorträgen den Vorsitz zu übernehmen. Sie erfüllen damit eine seit Gründung unserer Akademie übliche Gepflogenheit, die Themen noch dadurch lebensnäher zu bringen, daß nicht nur Fachmänner vortragen, sondern auch Fachmänner die Sitzung leiten.

Zum Schluß gestatte ich mir, Sie, meine Damen und Herren, die Sie auf unsere Einladung aus Nah und Fern hierher gekommen sind, zu begrüßen. Ihr Wunsch war sicherlich, von den berufensten Männern die Fortschritte der Chirurgie seit B i l l r o t h s Zeiten zu hören und anderseits dem großen Manne durch Ihr Kommen die ihm auch heute noch schuldige Ehre zu erweisen. Ich freue mich, feststellen zu können, daß Ihre Anwesenheit ein weiteres Wort B i l l r o t h s bestätigt, wenn er „über die Anziehungskraft" spricht, „welche die Stadt Wien und ihre liebenswürdigen Bewohner und Bewohnerinnen auf diese fremden Aerzte ausübt". Ganz besonders begrüße ich die Anwesenheit der ärztlichen Vertreter unseres tapferen rumänischen Verbündeten und die Aerzte aus Bulgarien, Slowakei, Spanien und Ukraine. Sie mögen in Ihrem Heimatlande künden, daß Wien auch im fünften Kriegsjahr mit Ehrfurcht eines Mannes gedenkt, der, aus dem Norden Deutschlands kommend, ein Wahlwiener geworden ist und damit ein Vorläufer der Symbiose, die die Zugehörigkeit zu unserem großem Reiche notwendig macht. Welch große Bedeutung gerade dem praktischen Arzte Theodor B i l l r o t h zumißt, geht daraus hervor, wenn er es für selbstverständlich empfindet, daß die Bevölkerung Garantien dafür verlangen dürfe, wenn sie ihr Leben, ihre Gesundheit und ihr Schicksal diesem Stande anvertraut. Von der Ausbildung der Aerzte hängt der Gesundheitszustand des Volkes ab. In diesem Sinne erscheint mir der heutige Tag eine Gewähr dafür zu sein, daß wir auf dem richtigen Wege sind. Männer, denen Sie diesen Tag verdanken, werden jetzt zu Ihnen sprechen.

Darf ich Sie, Herr Reichsstatthalter Dr. J u r y, bitten, einige Worte an die Versammelten zu richten.

„Meine Damen und Herren!

Sie sind heute zusammengekommen, um den Manen eines Mannes zu huldigen, der für Wien und darüber hinaus für die ganze Welt eine besondere Bedeutung gehabt hat. Die B i l l r o t h s c h e E p o c h e stellt einen Markstein in der Entwicklung der deutschen Chirurgie dar, an dem kein Arzt vorübergehen kann. Mit Bewunderung stehen wir vor den Werken dieses großen Mannes, der durch seine Arbeit unzähligen Menschen ihre Arbeitskraft wiedergegeben hat. Sie werden von seinen Schülern am heutigen Tage noch einen tiefen Einblick in das Werk des großen Meisters gewinnen. Als Gauleiter von Niederdonau und als Arzt begrüße ich es ganz besonders, daß es der Wiener Akademie für ärztliche Fortbildung gemeinsam mit dem Denkmalkomitee gelungen ist, im fünften Kriegsjahr eine derartige Veranstaltung auf die Beine zu stellen. Ich darf Ihnen, Herr Professor R i s a k, für Ihre dabei geleistete vorbildliche Arbeit ganz besonders danken. Es freut mich aufrichtig, daß so viele Aerzte meines Gaues an dem heutigen Tage teilnehmen. Das, was Sie meine Aerzte in Niederdonau heute lernen, wird den Volksgenossen in meinem Gau zugute kommen. Es ist ein Verdienst der Wiener Akademie für ärztliche Fortbildung, die sich unermüdlich um die Weiterbildung meiner Aerzte bemüht, daß so viele von Ihnen dem Rufe zur heutigen Veranstaltung gefolgt sind. Bei den Rednern, die heute zu Ihnen sprechen werden, ist es selbstverständlich, daß der Chirurgische Tag einen glanzvollen Verlauf nehmen wird. Ich freue mich, daß ich Ihrer Einladung Folge leisten konnte und wünsche Ihnen, meine Damen und Herren, einen vollen Erfolg."

Herr Reichsstatthalter, ich danke Ihnen für Ihre Worte, die uns neuerlich zeigen, welch großen Wert Sie unserem Stande zubilligen. Wir können Ihnen nur mit neuer Arbeitskraft danken. Es erscheint mir als ein besonders glücklicher Zufall, daß ich Ihnen am heutigen Tage das erste Exemplar einer neuen Abhandlung der Wiener Akademie für ärztliche Fortbildung überreichen kann, der der Kurs am Semmering zugrunde liegt, dessen gutes Gelingen wir zum größten Teile Ihrer Hilfe und Ihres Schutzes zu verdanken haben. Ich bitte nun den Herrn Dekan, Professor Dr. F u h s, zu uns zu sprechen.

„Als Dekan der Wiener medizinischen Fakultät begrüße auch ich zu Beginn des chirurgischen Vortragszyklus anläßlich des 50. Todestages Theodor B i l l r o t h s alle hierzu

Erschienenen, in jenem Hause, das unser so bedeutendes einstiges Fakultätsmitglied sich noch an seinem Lebensabend in Wien als dauerndes Denkmal gesetzt. Als namhafter Repräsentant der 2. Wiener Medizinischen Schule, hat er durch seine überragende Persönlichkeit und sein Wirken Wien zum Mittelpunkte der Chirurgie seiner. Zeit gemacht. Eine ganze Reihe namhafter Vertreter dieses gewichtigen Faches der Heilkunde aus allen Teilen des Großdeutschen Reiches, vor allem aber aus den Donau- und Alpengauen, darunter besonders solche, die als Jünger des uns gleichfalls unvergessenen Fakultätsmitgliedes v. Eiselsberg, eines Lieblingsschülers Billroths, somit zu dessen weiteren Schülern gehören, hat sich für diese schöne Ehrung unseres großen Meisters gern und in selbstloser Weise zur Verfügung gestellt. Unter den Vortragenden, die in sicher formvollendetster Weise manch wichtiges Gebiet der Chirurgie vor Ihnen entrollen werden, seien besonders Herr Generalarzt, Geheimrat Professor Dr. F. Sauerbruch mit seinen Ausführungen über die Bedeutung der Billrothschen Epoche in der deutschen Chirurgie und Herr Generalarzt Hofrat Professor Dr. v. Haberer und sein Thema Magenchirurgie erwähnt, worin der hervorragenden Leistungen Billroths im allgemeinen und auf seinen speziellen Interessengebieten im besonderen nach Gebühr gedacht werden wird. Damit aber erscheint mir für die Veranstaltung in diesen, den Manen Billroths geweihten Räumen von vornherein der denkbar beste Erfolg gesichert. So nehme denn die Tagung, die diesmal ganz im Zeichen dieses überragenden akademischen Lehrers, Forschers und Arztes steht, der zwar ein gebürtiger Norddeutscher, doch bei uns in Wien, im Südosten des Reiches, seine zweite und dauernde Heimat gefunden und der neben einem Rokitansky, Skoda, Hebra zu den anerkanntesten Größen der 2. Wiener Medizinischen Schule gehört, einen seinem Gedenken in jeder Hinsicht durchaus würdigen Verlauf."

Spectabilis, ich danke Ihnen für Ihre Worte und bitte Herrn Generalstabsarzt Professor Zimmer zu uns zu sprechen.

„Herr Reichsstatthalter, meine Damen und Herren!

Als Wehrkreisarzt begrüße ich Sie alle auf das herzlichste und heiße Sie an dieser Stätte freudig willkommen. Es verdient vor allem hier festgehalten zu werden, daß wir Sanitätsoffiziere dem großen Meister Theodor Billroth vieles zu verdanken haben. Denn er war es, der als führender Chirurg im Deutsch-Französischen Krieg 1870/71 seine Erfahrungen mitteilte, die auch heute noch Geltung besitzen. Er bezeichnete als Hauptschwierigkeit in der

2*

Kriegschirurgie die Behandlung von Knochenschüssen mit
Knochensplittern, wobei er die Nachblutung, die Lagerung
der verletzten Extremität und des Verwundeten überhaupt,
den Sekretabfluß usw. als die schwierigsten Komplikationen
bezeichnet. Er war uns schon damals auch der Meister
in der Eingeweidechirurgie.

Es verdient aber auch festgehalten zu werden, daß
im fünften Kriegsjahre, in einer entscheidungsvollen Zeit,
sich eine große Anzahl von hervorragenden Vertretern des
chirurgischen Faches hier an dieser Stätte versammelt
haben, um den Meister Theodor B i l l r o t h zu feiern und
in der Abhaltung eines Chirurgentages eine Tat zu setzen,
die sich in den Annalen der medizinischen Geschichte kaum
wiederholen wird. Wenn heute in der Medizin ein solcher
Auftrieb möglich ist, kann man wohl sagen ‚Lieb' Vaterland
magst ruhig sein'.

Ich wünsche dieser Tagung vollsten Erfolg."

Ich danke Ihnen, Herr Generalstabsarzt, für Ihre Ausführungen und für Ihre freundlichen Wünsche.

Meine Damen und Herren! Sie haben von den Männern Wiens, die an führenden Stellen von Partei, Staat
und Wehrmacht stehen, ihre Einstellung zum Arzttum im
allgemeinen und der Bedeutung im besonderen gehört. Es
soll an diesem Tage als Leitstern ein Goethewort voran-
leuchten, das Theodor B i l l r o t h zum Schlusse seiner
Aphorismen bringt. „Wer immer strebend sich bemüht,
den können wir erlösen."

Daß wir uns im fünften Kriegsjahr diese hohen Ziele
stellen, das verdanken wir unserer unvergleichlichen Wehrmacht, die vereint mit ihren tapferen Verbündeten die
Feinde aus dem Osten und Westen von unseren Grenzen
abhalten. Das verdanken wir aber vor allem unserem Füh-
rer A d o l f H i t l e r. Sieg Heil!

Theodor Billroth zum 50. Todestage

Von

Professor Dr. **F. Sauerbruch**

Berlin

In schwerer, ernster Zeit haben sich hier in Wien deutsche Aerzte zusammengefunden, um des Meisters der Chirurgie, Theodor B i l l r o t h, zu gedenken, der heute vor 50 Jahren aus dem Leben schied. Wir lösen uns für kurze Zeit von unseren ärztlichen Tagespflichten, vergessen Sorgen und Spannungen des Alltags und glauben, daß eine Vertiefung in Theodor B i l l r o t h s Leben und Werk unsere Kraft zu neuer, hingebender Arbeit steigern wird.

Mir fällt die ehrenvolle Aufgabe zu, diese Feier durch einen allgemeinen Vortrag einzuleiten. Er soll in großen Zügen Leben und Werk des Verstorbenen schildern, vor allem aber Eigenart und Vorbild seiner Persönlichkeit erfassen und ihre Bedeutung für die heutige Zeit uns näherbringen. Diese Aufgabe ist nicht leicht. Schwer ist es, Kulturepochen abzugrenzen, auch in der Medizin. Hier sind die Uebergänge meist verwischt und neue Erkenntnisse oft seit langem gedanklich vorbereitet. Wie früh z. B. wurde der Kern der Infektionslehre erfaßt. Lange vor P a s t e u r s und K o c h s entscheidenden Untersuchungen über den Milzbrand sprachen K i r c h e r und H e n l e schon vom contagium animatum.

So bedeutungsvoll die schöpferische Tat ist, sie hat als Vorläuferin die befreiende Idee von unzulänglichen Vorstellungen.

Noch schwerer aber ist es, Leistung und Eigenart
der Männer selbst zu schildern, die uns neue Wege zeig-
ten und bedeutungsvolle Fortschritte einleiteten. Ihr Schaffen entspringt ihrem Wesen und ihrer schicksalsmäßigen
Bestimmung. Zuneigung, Bewunderung und Verehrung ide-
alisieren leicht ihr Bild. Nüchterne Betrachtung aber über-
sieht oft wertvolle menschliche Eigenschaften, die aus-
schlaggebend für ihre Entwicklung sind.

Freilich lassen sich Männer wie Theodor B i l l r o t h
wohl überhaupt nur in Bewunderung, Liebe und Verehrung
erfassen. Ihre überragenden menschlichen Eigenschaften,
vor allem ihre Güte zwingen uns in ihren Bann. Wir
Aelteren, die noch nahe Beziehungen zu B i l l r o t h durch
unsere Lehrer haben, fühlen diese Bindung. Darum wurde
B i l l r o t h s Leben und Werk schon früh Fundament unserer Entwicklung. Aber auch unserem Nachwuchs kann
dieser seltene Mann nähergebracht werden durch die Erkenntnis, daß er unserer Kunst das entscheidende Gepräge
gab, weil seine Berufsauffassung dem Wesen ewigen Arzttums entspringt. Das Erfassen seiner Persönlichkeit kann
uns den Weg zeigen, wie wir aus Krisen und Widersprüchen
unserer heutigen Medizin wieder in ein freies Arbeits-
feld mit hoffnungsvoller, wissenschaftlicher und vor allem
ärztlicher Entwicklung gelangen. Gerade hier liegt die größte
Bedeutung von B i l l r o t h s Leben und seines Werkes.

Zunächst ein kurzer Ueberblick über seine Entwicklung: In der Hauptstadt der kleinen nordischen Insel Rügen
steht ein bescheidenes Pfarrhaus. Eine schmucklose Tafel
kündet, daß hier am 26. April 1829 Theodor B i l l r o t h
als Sohn eines Pfarrers geboren wurde. Dem fünfjährigen
Knaben wurde der Vater durch den Tod entrissen. Die
Mutter, eine kluge, vortreffliche Frau, leitete trotz eigener
Kränklichkeit die Erziehung ihrer fünf Kinder mit rühren-
der Sorge und, was vielleicht noch mehr gilt, mit tiefem
Verständnis für deren Eigenart. Innig war das Verhältnis
der Mutter zu ihnen und namentlich ihr Sohn Theodor
verdankt ihr viel. Frau B i l l r o t h war offenbar eine der
seltenen Frauen, die trotz Mühen und Sorgen des Lebens
jung bleiben und das Verständnis für alles Große und
Kleine, was eine Kindesseele durchlebt, sich bewahren.
Sie hat, das geht aus den Briefen B i l l r o t h s hervor, an
den inneren Kämpfen des Sohnes über Zukunft und Berufs-
wahl wärmsten Anteil genommen und seine Gedanken und
Entschlüsse unter Beobachtung seiner Selbständigkeit zu
leiten verstanden. So ist es wohl dem Einfluß der Mutter
zuzuschreiben, daß der Junge trotz ausgesprochener Begabung und hingebender Liebe zur Musik sich dem ärztlichen Beruf zuwandte.

Der Beginn seines Studiums in Greifswald war nicht leicht. Immer wieder zog es ihn zu seiner Musik, und nur gehemmt und befangen gab er sich medizinischer Arbeit hin. Erst seinem Lehrer B a u m gelang es, Neigung zur Medizin und vor allem zur Chirurgie in dem jungen Herzen zu wecken.

1852 promovierte B i l l r o t h in Berlin mit einer Arbeit „Ueber die Wirkung der Durchschneidung der Vagi auf die Tätigkeit der Lunge". Wahl und Behandlung des Themas verraten ausgesprochene naturwissenschaftliche Begabung. 1853 bestand er die Staatsprüfung. Nach einer größeren Reise an bekannte Kliniken Europas ließ sich der junge Arzt in Berlin nieder. Als nach zwei Monaten sich immer noch kein Kranker bei ihm gemeldet hat, bucht er traurig und niedergeschlagen diesen Mißerfolg. Durch einen Zufall wird v. L a n g e n b e c k auf ihn aufmerksam. Er fordert ihn auf, als Assistent zu ihm zu kommen. Diese überraschende Wendung gab den Ausschlag für B i l l r o t h s weitere Entwicklung. In der Klinik der „Ziegelstraße" fand er eine ausgezeichnete Schule in operativer Technik und klinischem Denken und, was mehr sagen will, einen großzügigen, geistesverwandten Mann, der ihn verstand und richtig einschätzte.

In diesen ersten Jahren chirurgischer Entwicklung befaßt sich B i l l r o t h besonders mit anatomisch-pathologischen und mikroskopischen Untersuchungen. Es war jene Zeit, in der nach dem Abklingen der Romantik die Anatomie Unterlage der klinischen Medizin wurde. Mit Geschick, Hingabe und unermüdlichem Fleiß beobachtet der junge Arzt die histologischen Vorgänge der Wundheilung und sucht Wesen und Aufbau der Geschwülste zu erfassen. Die Anerkennung der Arbeiten dieses 28jährigen Assistenten kam in seiner Berufung als Professor der pathologischen Anatomie nach Greifswald zum Ausdruck. B i l l r o t h lehnte ab. Ihm war schon damals die Arbeit am Krankenbett inneres Bedürfnis geworden und die ausschließliche Beschäftigung mit der Anatomie, selbst als Lehrer an der Universität, hätte ihn nicht befriedigt. Nicht ohne Einfluß auf die Ablehnung der ehrenvollen Berufung war wohl das Anerbieten der Habilitation durch v. L a n g e n - b e c k. Kurz darauf wurde die Stelle des leitenden Chirurgen am Danziger Stadtkrankenhaus frei. B i l l r o t h bewarb sich und fiel durch. Von nun an sorgte v. L a n g e n b e c k für seinen Schüler in gesteigertem Maße. Das Verhältnis zwischen den beiden Männern vertiefte sich zur Freundschaft. Zunehmend wächst die Begeisterung B i l l r o t h s für die ärztliche Tätigkeit. Vor allem rücken klinische Fragestellungen in den Vordergrund seines Schaffens. In einem

Brief jener Zeit legt der junge Chirurg ein Bekenntnis nieder, dem er sein ganzes Leben lang treu geblieben ist: „Die Beobachtung am Krankenbett, am lebenden Menschen ist viel schöner und größer als Mikroskopie und reine pathologische Anatomie." Von nun an offenbart sich fast in allen Briefen sein ärztliches Herz. Er leidet unter operativen Fehlschlägen. Er seufzt über die Unzulänglichkeit der chirurgischen Kunst: „Ach, wer doch immer helfen könnte". In dieser Frühzeit ärztlicher Entwicklung kommt auch schon die Neigung zu geschichtlicher Betrachtung der Medizin und die Erkenntnis ihres Zusammenhanges mit anderen kulturellen Strömungen zum Ausdruck.

1860 erhielt der 31jährige B i l l r o t h einen Ruf als ordentlicher Professor nach Zürich. Er folgte ihm. Hier traf er Männer, deren Persönlichkeit weit hinausragte über den allgemeinen Durchschnitt. Besonders nahe stand ihm der Ophthalmologe H o r n e r, der ihm beruflich und menschlich vieles gab. Mit anderen war er in Freundschaft verbunden, so mit F i s c h e r, L ü b k e, S e m p e r und nicht zuletzt mit Gottfried K e l l e r.

In dieser ersten selbständigen Tätigkeit als Lehrer der Chirurgie und Leiter eines großen Krankenhauses hat B i l l r o t h vorbildlich an sich selbst gearbeitet, geradezu mit sich gerungen. Eindrucksvoll war für mich der Blick in sein Tagebuch, das erkennen läßt, mit welchem Verantwortungsgefühl er die Jugend erzog und sich bemühte, ihr Vorbild zu sein. Aber schon damals litt B i l l r o t h, wie alle Großen, trotz innerer Kraft, die sich schöpferisch betätigen will, unter dem Zwiespalt von Wollen und Können und unter der Bedingtheit alles Menschlichen.

In Zürich verfaßte B i l l r o t h bedeutsame Arbeiten über Wundfieber und akzidentelle Wundkrankheiten. Hier entstand auch sein Werk: „Chirurgische Pathologie und Therapie in 50 Vorlesungen". Dieses Buch ist eine allgemeine Chirurgie großen Ausmaßes, die durch Klarheit und Einfachheit der Gedanken und Sprache fesselt. Hier spricht der Arzt, der Forscher und Mensch B i l l r o t h über tägliche Eindrücke und Erlebnisse des Chirurgen. Allgemeine Probleme über Leben und Krankheit, über Heilkraft und Entzündung und über das rätselvolle Spiel von Anpassung und Ausgleich werden anschaulich geschildert. Das Buch ist keine Zusammenstellung von Tatsachen und Ansichten, sondern das Glaubensbekenntnis eines großen Arztes. Die „Allgemeine Chirurgie" rückte den jungen Chirurgen mit einem Schlage in die vorderste Reihe der Fachgenossen. Chirurgen, Interne und Pathologen erkannten das Besondere dieses Werkes und fühlten, daß hier einer sprach, für den

die Chirurgie nur ein Teil großer, allgemein ärztlicher
Kunst war.

Noch eine andere bedeutungsvolle Leistung fällt in die
Züricher Zeit. Unter dem Eindruck schwerer Enttäuschungen und Mißerfolge der operativen Chirurgie entstanden die
„Jahresberichte der Züricher Klinik". In bisher nicht gekannter Offenheit und Wahrhaftigkeit bekennt sich B i l l -
r o t h zu Fehlern und Fehlschlägen. Erst seit dieser Zeit
verlangen wir zuverlässige ärztliche Berichterstattung.

Mehrere Rufe erreichten B i l l r o t h, u. a. nach Rostock und Heidelberg. Er blieb in Zürich, weil er fühlte,
daß seine Zeit hier noch nicht erfüllt war. Dann aber
kam nach 7½jähriger Tätigkeit für den Achtunddreißigjährigen die große Berufung nach Wien als Nachfolger
S c h u h s. Aus dem stürmenden und drängenden jungen
Chirurgen war inzwischen ein Meister geworden.

In Wien, der Stadt der klassischen Entwicklung klinischer Kunst, vollzog sich die letzte Steigerung B i l l -
r o t h s Persönlichkeit und die Vollendung seines großen
Werkes. Mit unerhörter Arbeitsfreudigkeit übernimmt er
sein Amt. Ungehemmt gibt er sich den neuen Pflichten hin.
Aber ebenso genießt er das freudespendende Wien. So
wächst in kurzer Zeit, gefördert durch Anregung und Freundschaft mit Künstlern wie B r a h m s und H a n s l i c k, eine
Persönlichkeit von Meisterprägung. Bald wird er der Chirurg
Oesterreichs, Deutschlands, Europas, der Welt. Er schöpft
aus dem Vollen. Alles, was das Leben ihm an Liebe,
Freundschaft, an Kunst und Wissenschaft entgegenbringt,
nimmt er auf. Neben der belastenden, engeren Berufsarbeit findet er Zeit zu wissenschaftlicher Forschung und
zum Ausbau großer organisatorischer Pläne. Er gründet
einen Schwesternverband, baut mit persönlichen Opfern
das heute noch blühende Rudolfinerhaus, nimmt teil an
städtischen und staatlichen Sitzungen. Er verschenkt sich.

In dem Deutsch-Französischen Kriege sorgt er mit
Aufopferung in Lazaretten von Weißenburg und Mannheim
für die Verwundeten. Das Schönste, was über Kriegschirurgie je geschrieben wurde, findet sich wohl in den
Briefen B i l l r o t h s aus jener Zeit.

In Wien wurde sein Haus zum Mittelpunkt geselligen
Verkehrs. In ihm trafen sich Gelehrte, Künstler und politische Persönlichkeiten. Nach anstrengender Tagesarbeit genoß B i l l r o t h die befreiende Musik, das Theater und fand
so in der Kunst Entspannung und Erholung.

B i l l r o t h war ein Künstler in Leben und Arbeit. Er
liebte das Leben mit all seinen Schönheiten und Freuden,
aber auch mit seinen Pflichten und Aufgaben. Unverwüstlich erschien seine Kraft. Da befiel ihn Ende der Fünfziger-

jahre eine schwere Lungenentzündung, von der er sich
nicht mehr vollständig erholte. Vorübergehend nahm er
zwar seine Tätigkeit im früheren Umfang wieder auf; dann
aber versagten seine Kräfte.

Jetzt beginnt der letzte, aber auch größte Abschnitt
seiner Entwicklung. Den Zwiespalt seines Wesens, den
er immer gefühlt hat, erkennt er bewußt und klar. Er
sieht Inhalt, Grenzen des Lebens und seinen versöhnen-
den Abschluß durch den Tod. Er ist müde geworden,
ein Mann, der sich nach Ruhe sehnt. Freilich auch jetzt
noch mit der Sehnsucht der Jugend und ihrer Fröhlich-
keit, aber überschattet von dem Gedanken, daß gerade des-
wegen, weil das Schicksal ihn so überreich beschenkt hat,
er ohne Bitterkeit abtreten müsse. Voll Stolz schreibt er,
daß sein Werk getan, er selbst überflüssig geworden sei.
Bis zuletzt ergibt er sich inbrünstigem Genießen der Natur. Noch kurz vor seinem Tode steht er auf dem Balkon
seines Hauses in St. Gilgen und fühlt tief ergriffen die
Schönheit im sterbenden Herbst. Mit H e b b e l s Worten:
„Dies war ein Herbsttag, wie ich keinen sah", nahm er
wohl innerlich Abschied von der Welt.

Am 6. Februar 1894 ging B i l l r o t h s reiches Leben
in Abazzia still und groß zu Ende. Er starb ohne Todes-
kampf in den Armen seiner geliebten, klugen Frau Christel,
seiner treuen Kameradin.

B i l l r o t h s Tod wurde von allen Aerzten, man kann
fast sagen von allen Menschen, aufs tiefste gefühlt. Die
Widersacher verstummten, die Kritik schwieg und in einem
wundervollen harmonischen Dreiklang von Verehrung, Stolz
und Dankbarkeit begruben Universität, Stadt und Staat ihren
größten Hochschullehrer.

Dieser kurze Lebensabriß zeigt, wie ein großer, zum
ärztlichen Beruf schicksalsmäßig bestimmter Mann sich aus
eigenen Kräften entwickelt. Neben dem „Gesetz, nach dem
er angetreten", fühlt man aber auch den Einfluß seiner
Umwelt auf ihn. Die arbeitsreichen Jahre in Zürich und
die letzte Entwicklung in Wien lassen das eindeutig erkennen.

In Zürich hat der junge Ordinarius schwer die Ver-
antwortung getragen, die mit der Uebernahme eines großen
Spitals immer verbunden ist. Er litt unter den allgemeinen
Mißerfolgen jener Zeit und insbesondere seiner eigenen
Arbeit. Aus dieser Bedrückung und aus seiner inneren Wahrhaftigkeit entsprang das befreiende Bekenntnis vom Versagen unserer Kunst. Solche ernsten Stunden haben auch
Verehrung und Bewunderung der Schweizer nicht aus-
gleichen können. Fast erscheint es als ein gewollter Griff

des Schicksals, daß B i l l r o t h, dieser norddeutsche Mann,
nach der Züricher Vorbereitungszeit in eine süddeutsche
Wahlheimat kam, nach Wien, in eine Umgebung, die ihm
alles schenkte, was seine warme, hungrige Seele brauchte:
Natur, Freude, Freundschaft, Liebe und nicht zuletzt die
Kunst. In der Schweiz rang B i l l r o t h mit seiner eigenen
Entwicklung, in Wien kämpfte er um die Lösung seiner
großen Lebensaufgabe. Seine frühere innere und äußere
Gebundenheit war gefallen. Die heitere, fröhliche Stadt
nahm den lebensbejahenden Menschen auf und liebte ihn,
weil er mit seiner Künstlerseele und seinem Temperament,
seiner Aufgeschlossenheit, seiner Wärme, seiner Unbedingt-
heit und Einfachheit so gut zu ihr paßte.

Aber auch die Zeit war für eine Persönlichkeit wie
B i l l r o t h wie geschaffen. Es war die Epoche, in der das
Bürgertum trotz der fehlgeschlagenen Revolution von 1848
erstarkte und sich endlich als selbständige Macht neben
Adel und Geistlichkeit zu behaupten verstand. Aus der
Biedermeierzeit waren Behaglichkeit und Gemütlichkeit zu-
rückgeblieben. Ja, es klang noch etwas nach von S c h u b e r t s
Melodien und von der Romantik der Jahrhundertwende.

Diese Zeit, die für B i l l r o t h s seelische Entwicklung
wie geschaffen war, brachte dazu dem Chirurgen besondere Möglichkeiten. Die Heilkunde hatte wieder einmal,
wie so oft, einen Wendepunkt erreicht. Romantik und
Scholastik wurden abgelöst durch naturwissenschaftliche
Forschung. Man hoffte und glaubte in der Deutung anatomischer Befunde das Wesen der Krankheit restlos zu erfassen. Narkose und Antiseptik hatten die chirurgische
Kunst aussichtsvoll erweitert. Die Erfolge operativer Eingriffe wurden verbessert. B i l l r o t h s große Tat war die
Vereinigung der Klinik mit der pathologischen Anatomie.
Aus ihr heraus wuchs etwas Neues, bisher Unbekanntes:
d i e   w i s s e n s c h a f t l i c h e   C h i r u r g i e : Wahrheit,
soweit sie durch menschliches Erkenntnisvermögen erreich-
bar ist, Klarheit über das, was wir wissen und nicht wissen,
das strebte B i l l r o t h an. Wahrheit und Klarheit waren
für ihn die ethischen Fundamente der Naturwissenschaft.
Dieser Geist der Ehrlichkeit, der Besonnenheit und der
Kritik leitete ihn auch in seiner ärztlichen Kunst und
brachte die Kräfte des Verstandes mit dem Impuls des
Herzens und der künstlerischen Eingebung in Einklang. So
wurde B i l l r o t h der Begründer einer Geistesrichtung, die
in der Folge die ganze Chirurgie gewann und heute noch
beherrschen sollte. Was B i l l r o t h auf chirurgischem Gebiet damals erreichte, was ihm an Vorstößen ins Neuland
medizinischer Forschung gelang, die von Kühnheit und
Besonnenheit zugleich getragen waren, wie er das Feld der

Heilkunst machtvoll erweiterte, das werden seine berufenen Enkelschüler uns nachher schildern.

Wichtiger aber als die Sensation einzelner großer Operationen war die Tatsache, daß durch B i l l r o t h methodischer Ausbau chirurgischer Gebiete begann, die bis dahin kaum berührt worden waren.

Das gilt vor allem für die Magen-Darmchirurgie. Der allgemeinmedizinische Fortschritt und eine weitere Festigung der Chirurgie im Rahmen der Heilkunde beseitigten die Scheidewand zwischen innerer Medizin und unserer Kunst. B i l l r o t h hat gemeinsam mit seinen Schülern Ziele ärztlichen Schaffens und eine wissenschaftliche Forschungsarbeit begründet, die vorbildlich geblieben sind. Selbstbewußte Einschätzung eigener schöpferischer Leistung verbindet sich mit Anerkennung der Arbeit seiner Assistenten, die er persönlich und sachlich mit allen Mitteln fördert. Diese kameradschaftliche Gesinnung war die beste Grundlage für die große Schule, die er begründete und ausbaute. B i l l r o t h hat in zahlreichen Bekenntnissen den Weg zu seinen Erfolgen gekennzeichnet. Die Kraft der Phantasie und der Drang zur Wahrheit waren für ihn die stärksten geistigen und seelischen Antriebkräfte. Er vermochte beide zu einer höheren schöpferischen Synthese zu vereinigen; Seelenverbindung des Künstlers und des Forschers ist das Geheimnis seiner ärztlichen und chirurgischen Meisterschaft, aber auch seines hohen und reichen Menschentums als Lehrer und wahrer Freund seiner Schule. Wissenschaft und Kunst schöpfen für ihn aus derselben Quelle. Das offenbart sich auch in der künstlerischen Darstellung seiner wissenschaftlichen Arbeiten. Er ist einer der wenigen großen Schriftsteller unter den Aerzten. Leichtigkeit und Klarheit seines Stiles sind das Ergebnis mühevoller sprachlicher Selbstzucht mit künstlerischem Empfinden.

B i l l r o t h, dieser klare, ernste Forscher war der klinische Förderer des anatomischen Gedankens. Auch erfaßte er wohl als erster das Wesen des Wundfiebers. Als Entdecker des Streptococcus war er Vorläufer K o c h s und nahm intuitiv die ganze Entwicklung der Bakteriologie vorweg in viel größerem und weiterem klinischem Rahmen, als man damals ahnen konnte. B i l l r o t h war ein Mann, der für alles Große und Neue begeistert war, trotzdem aber lehnte er die Antisepsis ab, weil ihre Grobheit und Begrenztheit seinem ärztlichen Empfinden widerstrebten. Und dennoch erprobte er sie seinem Freunde V o l k m a n n zuliebe in warmer menschlicher Bereitschaft. B i l l r o t h war eben einer der Großen, der gefühlsmäßig erkannt hatte, daß die letzten Fragen von Gesundheit und Krankheit durch die Naturwissenschaft allein nicht zu klären sind. Einseitiges rationales Denken trübt eben den Blick für das Leben in seinen vielseitigen Erscheinungsformen mit seinen Wundern und Geheimnissen.

Billroth wußte, daß man biologische Vorgänge nach naturwissenschaftlicher Methodik beschreiben und erfassen kann, daß aber die lebendigen auslösenden Kräfte ihrem Wesen nach unerforschlich bleiben. Die logischen Kategorien von Ursache und Wirkung haben ihm nicht genügt. Er war, wie Paracelsus, ein Wahrheitssucher, aber ein Künstler in der lebendigen Formung seiner Erkenntnisse aus Erfahrung, Erleben und Deutung. Alle Ergebnisse der Wissenschaft wurden von ihm in eine ärztliche Gesamtbetrachtung des Lebens eingefügt. Darüber hinaus aber war Billroth, im Gegensatz zu vielen anderen Forschern seiner Zeit, trotz aller wissenschaftlichen Fortschritte überzeugt, daß der Arzt noch andere Werte braucht, die aus dem Inneren des Menschen stammen und ihn empfänglich machen für alles Schöne und Große. Den in der Epoche einseitiger Naturwissenschaft verbreiteten Glauben, daß nur rationale Wissenschaft Unterlage menschlicher Erkenntnis und kultureller Entwicklung bilden könne, den hat er nicht gehabt.

Im Gegenteil, Billroth war einer der wenigen, die trotz ihres Bekenntnisses zur naturwissenschaftlichen Medizin rationale Einseitigkeit durch schöpferische und religiöse Auffassung auszugleichen suchten. Gerade hier liegt der Schwerpunkt seiner Bedeutung. So bannte Billroth für sich die Gefahren, die so leicht in einer einseitigen, naturwissenschaftlichen Epoche auftreten können. Man denke nur an die Iatrophysik und die Iatrochemie, an die Epoche rationaler Aufklärung und an die Zerrissenheit und Widersprüche unserer Zeit trotz ihrer großen Leistungen. Billroth brauchte Klarheit und Wahrheit durch Naturwissenschaft, wußte aber, daß andere größere geistige Kräfte nicht durch sie verdrängt werden dürfen. Für ihn war Arzttum mehr als Wissenschaft. Sie war ihm nicht Selbstzweck, sondern Hilfsmittel für seine ärztlichen Aufgaben. Der ewige Zwiespalt zwischen rationalem Forschen und innerem Erkennen war bei ihm durch seine große ärztliche Kunst überbrückt. So wurde er unser Meister, nicht nur, weil er neue Wege beschritt und in vollendeter Form seine chirurgischen Aufgaben gestaltete, sondern weil er ein großer Arzt war. Er wußte, daß gerade unsere Kunst trotz ihrer Möglichkeiten und Leistungen große·allgemeine Grundlagen der Lebensbetrachtung nötig hat. Die Einfachheit seiner Gedanken über letzte Dinge wird eben oft bei vielen durch „übertriebene Wissenschaft" verdrängt.

Aus dieser Berufsauffassung heraus ergab sich für

Billroth auch das große Verständnis für Männer wie
Boerhave, den Begründer der modernen Klinik, und
für dessen Schüler Gerhard v. Swieten, der eine große
Epoche in Wien begründete. Die Bedeutung dieser Lehrer
beruhte nicht so sehr auf wissenschaftlichen Leistungen,
sondern auf ihrer Grundauffassung ärztlicher Kunst und
menschlicher Güte. Im großen gesehen, stehen sie trotz
aller Unterschiede gleichwertig neben Forschern vom Stile
Kochs, Pasteurs, Behrings und Röntgens. Das
hat Billroth mehrfach ausgesprochen.

Und nun noch ein Wort an unseren Nachwuchs:

Meine lieben Kameraden! Sie bewähren sich in dem
harten Ringen um Deutschlands Zukunft durch vorbildliche
Hingabe, Tapferkeit und Pflichterfüllung. Wir Alten sind
darum auf eure Haltung stolz. Aber vergeßt darüber nicht,
daß ihr in erster Linie Aerzte seid und darum neben eurem
Soldatentum Wissen, Können, Fachleistung und eine tiefe
Auffassung des Arzttums unerläßlich sind. Was das bedeutet, das durfte ich Ihnen heute Morgen durch Leben und
Werk Billroths vor Augen führen. Möchte es euch
nutzen und damit unserem Vaterlande!

Wir Alten haben für die Schwierigkeiten eurer beruf-
lichen Entwicklung volles Verständnis. Euch fehlt die ge-
schlossene und systematische Ausbildung, die uns noch
beschert war. Politische und geistige Unruhe unserer Zeit
hemmten euren Weg. Wie in fast allen Revolutionen, wurde
auch im nationalsozialistischen Umbruch mit jugendlicher
Stoßkraft Altes, Wertvolles und Erprobtes gestürzt im Zu-
kunftsglauben an das Neue, für das man kämpfte. Dazu
kam, daß manche Reformen des Studiums bewährte Grundlagen ärztlicher Schulung beseitigten und die Ausbildung
für Fachleistung in den Vordergrund stellten. Die Geschichte der Medizin lehrt aber, daß unsere Arbeit durch
etwas Höheres gesteuert werden muß, das dem Arzt nicht
fehlen darf. Aus innerer Freiheit und ernster Arbeit formen sich dann Männer, die sich bedingungslos ihrem Beruf
hingeben, wie es Theodor Billroth tat. Diese aber brauchen wir dringender als je.

Erfreuliche Wandlung hat begonnen. Wir sind überzeugt, daß unsere jungen Kameraden den Ernst der Zeit
und ihre Verpflichtung für die ärztliche Zukunft verstehen. Die künstliche Scheidewand zwischen jung und
alt hat der Krieg aufgehoben. Wir wissen alle wieder,
daß die deutschen Aerzte, jeder an seinem Platz und
jeder mit seiner besonderen Aufgabe, zusammen eine
Einheit bilden, die uns verbindet durch die Eigenart ihrer
Pflicht, durch ihre verantwortungsvolle Arbeit und durch
ihr Bekenntnis zu unserem Vaterlande. Jung und alt müssen

sich ergänzen. Die stürmende Jugend, an die wir glauben, braucht Erfahrung und Steuer der Alten. Eure Begeisterung aber schenkt uns Kraft, euch zu lehren und zu führen, bis ihr den Kern des schönsten aller Berufe erfaßt habt. Das Vorbild B i l l r o t h s zeigt euch Ziel und Weg.

Unser Glaube an den Nachwuchs erfuhr eine eindrucksvolle Bekräftigung durch ein Bekenntnis von Professor B r a n d t, das er auf dem letzten Chirurgenkongreß in Dresden aussprach. Er überbrachte uns Grüße und Wünsche des Führers für den Verlauf der Tagung und bekannte sich dann zur notwendigen Einheit von jung und alt in Leistung und Pflichterfüllung.

Aber auch ein anderes Zeichen hoffnungsvoller Entwicklung ärztlicher und wissenschaftlicher Arbeit ist das soeben erschienene Buch mit dem Titel „Das medizinische Wien". Es stammt von unserem Kollegen und Freund S c h ö n b a u e r. Mit Wissen und Liebe zu unserem Beruf sind hier die Leistungen der größten und erfolgreichsten Medizinschule niedergeschrieben. Dieses Buch schildert die Entwicklung der Medizin und bekennt sich zu dem ewigen Arzttum, wie es B i l l r o t h vertrat, und dem auch wir dienen müssen.

Oesophaguschirurgie

Von

Professor Dr. W. Denk

Wien

Es ist für den Arzt der Gegenwart nicht immer leicht,
sich in die Leistungsmöglichkeiten einer vergangenen Epoche
hineinzudenken und die Schwierigkeiten richtig zu würdigen,
mit denen sie zu kämpfen hatte. Wir sind sehr verwöhnt.
Der Forschergeist und Forscherfleiß unserer Vorfahren und
von Männern unserer eigenen Epoche hat unsere Arbeit
sehr erleichtert. Die Laboratoriums- und Röntgenunter-
untersuchungen, die Fortschritte in allen Zweigen der theoretischen Medizin förderten Diagnostik und Therapie in
einer Art und Weise, wie es der Arzt vor 100 oder 50 Jahren auch nicht ahnen konnte. Aber wir vergessen nur zu
leicht, welchen Anteil die Arbeit unserer Vorfahren an dem
hohen Stande der heutigen Medizin hat. Viel seltener ist es
eine grundlegend neue Idee, die einen schwunghaften Fortschritt zur Folge hat, wesentlich häufiger ist es ein oft
mühsames Zusammenfügen einzelner Bausteine. Und wenn
nach jahrzehntelanger Arbeit das Gebäude fertig ist, wissen
jene, welche den Schlußstein legen, oft nicht mehr, wer
den Grundstein gelegt hat.

Es wurde mir die Aufgabe gestellt, den Anteil B i l l -
r o t h s an der heutigen Oesophaguschirurgie zu würdigen.
Wenn man die Hilfsmittel der damaligen Zeit berücksichtigt,

so darf es nicht wundernehmen, daß operative Eingriffe an der Speiseröhre zu B i l l r o t h's Zeiten noch zu den gewagtesten und gefährlichsten Eingriffen gerechnet wurden, daß man sich daher zumeist mit Sondenuntersuchungen, Sondenbehandlung von Verengerungen durch Narben oder Neubildungen, Hinabstoßen von Fremdkörpern oder Herausholen mit Gräten- oder Münzenfängern begnügte. Hier und da wurde ein operativer Eingriff an der Speiseröhre gewagt, die Sterblichkeit desselben war aber für unsere heutigen Begriffe sehr hoch.

Ich beginne mit der bedeutungsvollsten Erkrankung der Speiseröhre, dem K r e b s. Es ist vielleicht nicht ohne Interesse, auf eine Statistik aus der Billrothschen Klinik aus den Jahren 1877 bis 1886 hinzuweisen, die v. H a c k e r veröffentlicht hat. Unter 40.866 Patienten, welche das Ambulatorium der Billrothschen Klinik während dieser 10 Jahre aufsuchten, fanden sich 270 Oesophaguskranke, darunter 131 mit Speiseröhrenkrebs.

Die Diagnose konnte damals nur durch Sondenuntersuchung gestellt werden. Erst in den letzten Jahren B i l l - r o t h s wurde ösophagoskopiert, und v. H a c k e r hat als erster den ösophagoskopischen Befund beim Karzinom festgestellt und in Bildern festgehalten. Heute gilt die Röntgenuntersuchung als das einfachste, sicherste und für den Kranken schonendste Verfahren. Oesophagoskopie und Röntgenuntersuchung ermöglichen heute viel frühzeitigere Diagnosen, als es früher mit der einfachen Sondenuntersuchung möglich war, denn beginnende Karzinome können durch letztere sehr oft nicht erkannt werden. Bedauerlicherweise kommen die Kranken auch heute erst im Stadium hochgradiger Stenose zum Arzt, also bei einer weit vorgeschrittenen Erkrankung, weshalb die Radikaloperation relativ selten durchführbar ist.

B i l l r o t h vertrat auf Grund zahlreicher, selbst durchgeführter Obduktionen den Standpunkt, daß der Speiseröhrenkrebs keine Neigung zur Drüseninfektion besitzt. Das ist auch heute noch besonders für den Brustteil der Speiseröhre gültig. S t a r l i n g e r fand aus dem Krankengut der v. Eiselsbergschen Klinik bei 66% aller an Speiseröhrenkrebs Verstorbener keine Metastasen. Beim Krebs des Hals- oder Bauchabschnittes der Speiseröhre sind Ablagerungen in Drüsen bzw. Leber häufiger.

Die Therapie des Speiseröhrenkrebses war zur Zeit B i l l r o t h s auf Diät, Medikamente und Sondenbehandlung beschränkt. Gelegentlich wurde auch die Oesophagotomie am Hals und Sondierung von der Speiseröhrenfistel angewendet. B i l l r o t h hat diesen Eingriff zweimal ausgeführt, beide Kranke starben aber 2 und 3 Tage nach der Operation.

Auch die Gastrostomie als Ernährungsfistel kam schon öfter zur Anwendung. Die Methode war noch mangelhaft und der Rückfluß des Magensaftes mit seinen Folgen äußerst unangenehm. Die Schrägkanalbildung wurde von W i t z e l erst 1891 angegeben.

In Anbetracht der so unbefriedigenden Erfolge der Behandlung des Speiseröhrenkrebses war es für B i l l r o t h s vorwärtsdrängenden Geist naheliegend, sich an das Problem der Radikaloperation des Krebses im Halsabschnitt der Speiseröhre heranzuwagen. In einer Arbeit des Jahres 1871 beschreibt B i l l r o t h seinen Operationsplan. Er resezierte zuerst am Hund ein 1½ Zoll langes Stück des Halsabschnittes, wollte den Defekt ausgranulieren lassen und durch regelmäßige Bougierung die Strikturbildung verhindern. Der erste Hund ging bald ein, weil der Laborant, dem die Fütterung des Hundes von der Speiseröhrenfistel aus oblag, eines Tages die Sonde statt in die Speiseröhre ins Mediastinum stieß. Der zweite Hund, den C z e r n y und M e n z e l nach den Angaben B i l l r o t h s am 21. April 1870 operierten, wurde gesund. B i l l r o t h tötete den Hund 4 Monate nach der Operation und präparierte die Speiseröhre. Das Präparat zeigte eine lineare, zirkuläre Narbe ohne Striktur. Er schrieb in dieser Arbeit den für die damalige Zeit sehr kühnen Satz: „Ich würde mich hiernach für berechtigt erachten, auch beim Menschen in einem betreffenden Falle die Resektion des Oesophagus vorzunehmen."

Nach diesem Vorschlag wurde, besonders von den engeren Schülern B i l l r o t h s und deren Schülern (C z e r n y, v. M i k u l i c z, v. H a c k e r, S a u e r b r u c h u. a.) die Resektion des krebsig erkrankten Halsabschnittes der Speiseröhre vorgenommen, der Defekt aber zumeist plastisch durch Hautlappen (v. H a c k e r) geschlossen, eine Methode, die sich mit kleinen Modifikationen bis heute erhalten hat.

L o t h e i ß e n hat in seiner großen Monographie 1926 82 Resektionen des Halsabschnittes der Speiseröhre gesammelt. Die Sterblichkeit betrug 28%, die Lebensdauer der Ueberlebenden zumeist nicht über 1 Jahr.

Für die Resektion des Brust- und Bauchabschnittes der Speiseröhre fehlten damals die technischen Voraussetzungen. Vor allem gab es noch keinen Druckdifferenzapparat, der für die transthorakale Operation unerläßlich war. Der erste Druckdifferenzapparat, die Unterdruckkammer, wurde von S a u e r b r u c h 10 Jahre nach B i l l r o t h s Tod angegeben, und damit war der Weg für die Versuche der Resektion der tieferen Abschnitte der Speiseröhre gebahnt.

Zunächst ging man an die Entfernung des krebsigen Bauchabschnittes der Speiseröhre. Sie gelang entweder auf rein abdominellem transthorakalem oder abdominothorakalem Wege V o e l c k e r, K ü m m e l l, H e n l e, B i r c h e r, Z a a i j e r, S a u e r b r u c h und anderen. Diese Eingriffe waren und sind auch heute noch mit hoher Mortalität belastet. L o t h e i ß e n erwähnt 1930 40 rein abdominelle Oesophagusresektionen mit 8 Erfolgen.

Die Resektion des intrathorakalen Abschnittes stellt auch heute noch eines der schwierigsten Probleme der Chirurgie dar. Zumeist wurde der transpleurale oder mediastinale Weg beschritten. An dem Ausbau dieser Methode haben sich besonders R e h n, T u f f i e r, S a u e r b r u c h, E n d e r l e n und K i r s c h n e r beteiligt. Am Menschen wurden nur vereinzelte Erfolge erzielt. T o r e k s berühmter Fall lebte 13 Jahre nach der Operation. Der von S a u e r b r u c h operierte Kranke war 2 Jahre nach der Operation noch in gutem Zustand. Vor kurzem berichtete S a u v a g e über einen Kranken, dem M a t h e y auf transpleuralem Wege mit Erfolg den Brustabschnitt der Speiseröhre wegen Krebs resezierte. Der Kranke wurde im April vorigen Jahres 46 Tage nach der Operation geheilt in der Sitzung der Akademie der Chirurgie in Paris vorgestellt.

Ich habe im Jahre 1913 in zahlreichen Tier- und Leichenversuchen ein Verfahren ausgearbeitet, die Resektion des ganzen Brustabschnittes der Speiseröhre vom Hals und Abdomen aus vorzunehmen. Wenn mir auch selbst kein Erfolg beschieden war, so konnten doch mit dieser Methode G r e y - T u r n e r, B e r n h a r d und A. W. F i s c h e r Heilungen erzielen. Die Patientin T u r n e r s lebte 19 Monate, starb dann an einer Nephritis. Bei der Obduktion fand sich ein nußgroßes Rezidiv in der hinteren Magenwand. Der Kranke B e r n h a r d s war durch 2 Jahre vollständig gesund und starb dann an einer Grippepneumonie. Bei der Autopsie wurde kein Rezidiv gefunden. Auch die von F i s c h e r operierte Frau war durch 3 Jahre hindurch gesund, erkrankte dann akut an pulmonalen Erscheinungen, an denen sie zugrunde ging. Keine Autopsie.

Im Jahre 1939 hat B a l l i v e t 24 erfolgreiche Resektionen des thorakalen Speiseröhrenabschnittes zusammengestellt. 69 Eingriffe endeten letal. Das sind gewiß noch keine erfreulichen Zahlen, und mit Bedauern müssen wir feststellen, daß es auf diesem äußerst schwierigen Gebiet nur sehr langsam vorwärtsgeht. Es ist daher auch verständlich, daß manche Chirurgen weitere Versuche der Radikaloperation aufgegeben haben und sich wiederum der Dilatationsbehandlung zuwenden. Die ungefährliche P l u m m e r sche Methode der Dilatation unter Leitung eines verschluck-

ten Seidenfadens verdient aus psychischen Gründen den Vor-
zug vor der Gastrostomie.

Auch die Strahlenbehandlung hat mitunter weitgehende
Besserungen im subjektiven Befinden der Kranken zur Folge.
Eine länger dauernde Symptomenfreiheit ist jedoch bisher nur in ganz vereinzelten Fällen erreicht worden.
Die zweithäufigste Erkrankung der Speiseröhre, die
an der Billrothschen Klinik behandelt wurde, war die n a r -
b i g e S t r i k t u r, deren Therapie auch heute noch im
wesentlichen nach den gleichen Grundsätzen erfolgt wie
damals, mittels der Bougierung und nötigenfalls mit der
Gastrostomie. B i l l r o t h hat sich für die Dehnungsbehand-
lung der Striktur Zinnsonden anfertigen lassen, die bieg-
sam sind und infolge ihres Gewichtes leichter und ohne
zu starken Nachdruck die verengte Stelle passieren können. An der Billrothschen Klinik wurde durch v. H a c k e r
1885 die retrograde Sondierung ohne Ende angegeben, die
heute noch mit der konischen Gummisonde v. E i s e l s -
b e r g s häufig geübt wird. Dieses Verfahren verhütet mit
Sicherheit die Perforation der Speiseröhre durch die Sonde,
welche bei der gewöhnlichen Sondierung von oben her
nicht selten erfolgt und dann häufig tödliche Komplikationen
zur Folge hat.

Die Oesophagotomia interna, die nur bei ringförmigen
Strikturen geringer Ausdehnung Aussicht auf Erfolg hat,
ist zugunsten modernerer Verfahren verlassen worden. Die
Oesophagotomia externa wurde von B i l l r o t h mehrmals
ausgeführt, die Striktur von hier aus gespalten (G u s s e n -
b a u e r) oder bougiert. Auch an die Resektion der Striktur
im Halsbereich der Speiseröhre hat B i l l r o t h gedacht, diesen Eingriff aber niemals ausgeführt.

Alle diese letztgenannten Methoden sind heute durch
technische Verbesserungen der Sondierungsbehandlung verdrängt worden. An Stelle der Oesophagotomia interna ist die
Elektrolyse getreten. Schon 1883 hat B o e c k e l in Straßburg als erster über gute Resultate berichtet, aber erst seit
der Mitteilung J e n c k e l s am 41. Kongreß der Deutschen
Gesellschaft für Chirurgie (1912) ist von diesem sehr guten
Verfahren häufiger Gebrauch gemacht worden, besonders
bei impermeablen Strikturen, die sich, wie ich mich wiederholt selbst überzeugen konnte, durch Elektrolyse oft in
überraschend kurzer Zeit durchgängig machen lassen und
den Weg zu einer Sondierungsbehandlung bahnen. Die Technik der Elektrolyse ist sehr einfach. Unter Leitung des
Oesophagoskops wird die Elektrolysensonde, die im Innern
einen Kupferdraht enthält, an dessen unterstem Ende kleinste
Oliven angeschraubt werden können, bis an die Striktur-
stelle eingeführt und dann mittels eines galvanischen Stro-

mes von 2 bis 5 Milliampère die Narbe erweicht. Die Sonde
wird mit dem negativen Pol des konstanten Stromes verbunden, der positive Pol wird auf die Brust des Patienten
aufgelegt. In der ersten Sitzung wird der Strom 5 Minuten
lang durchgeleitet. Nach einigen Tagen kann die Sitzung
wiederholt und bis zu 10 Minuten ausgedehnt werden. Bis-
weilen gelingt es schon in der ersten Sitzung, die Sonde
nach einigen Minuten tiefer in die Striktur einzuführen, in
anderen Fällen gelingt dies sowie die vollständige Passage
erst nach mehrfacher Wiederholung. Zu starker Strom und
zu lange Dauer der Durchströmung können zu Nekrosen
und Perforation führen, weshalb die an sich sehr empfeh-
lenswerte Methode mit Vorsicht angewendet werden muß.

Es bleiben aber trotz aller therapeutischer Bemühungen manche Strikturen, besonders nach schweren Laugen-
verätzungen, undurchgängig. Um diese Kranken vor dem
traurigen Schicksal einer lebenslänglichen Ernährung durch
eine künstliche Magenfistel zu bewahren, dient der Ersatz
der Speiseröhre durch einen Haut- oder Darmschlauch, die
a n t e t h o r a k a l e O e s o p h a g o p l a s t i k. Schon im
Todesjahr B i l l r o t h s hat A. B i r c h e r an einem Patienten mit Speiseröhrenkrebs den Versuch unternommen,
durch eine künstliche, aus einem Hautschlauch gebildete
Speiseröhre dem Kranken das Schlucken wieder zu ermöglichen. 10 Jahre später hat W u l l s t e i n das Jejunum als
Ersatz der Speiseröhre empfohlen, aber diesen Eingriff
selbst nicht ausführen können. Erst 1907 hat R o u x bei
einem Kind als erster eine erfolgreiche antethorakale Oesophagoplastik durchgeführt. Seither sind verschiedene Modifikationen von H e r z e n, L e x e r, K e l l i n g, F i n k,
K i r s c h n e r, B e c k - J i a n u u. a. angegeben worden, welche im wesentlichen alle darauf hinausgehen, den am Hals,
oberhalb der Striktur eröffneten Oesophagus durch einen
antethorakal gebildeten Schlauch mit dem Magen in Verbindung zu bringen und so die Nahrungsaufnahme per os wieder zu ermöglichen.

Von allen Modifikationen hat sich praktisch die Der-
mato-Jejunoplastik am besten bewährt. Nach einer von
O c h s n e r und O w e n s veröffentlichten Statistik sind bis
1934 242 Oesophagoplastiken nach den verschiedenen Methoden ausgeführt worden (K i l l i a n). Davon wurden 122
vollendet. Das Gesamtergebnis war 62·3% Erfolge, 20%
Mißerfolg, 17% Mortalität.

Die Oesophagoplastik ist ein außerordentlich mühsames
und nicht ungefährliches Verfahren, zu dessen Vollendung
im allergünstigsten Falle 3, zumeist aber 5 und mehr Sitzungen nötig sind. Bis zur vollkommenen Heilung ver-
gehen Monate, selbst 1 bis 2 Jahre. Jeder Chirurg, der

einen derartigen Eingriff einmal ausgeführt hat, weiß, wieviel Mühe, Geduld und Sorgfalt notwendig sind, um alle Schwierigkeiten, die sich dabei ergeben, zu überwinden. Die relativ hohe Zahl von unvollendeten Eingriffen — 105 nach K i l l i a n s Referat — spricht eine deutliche Sprache. Es muß daher als ein großes Verdienst H. S a l z e r s angesehen werden, daß er 1925 für die Frühbougierung eine Lanze gebrochen hat. Die Frühbougierung beginnt am 4. oder 5. Tag nach der Verätzung, verhindert mit großer Sicherheit die Striktur und hat nach den Angaben S a l z e r s eine geringere Mortalität als die Behandlung der bereits eingetretenen Striktur. „Beim Kind ist daher die Frühbougierung Pflicht, beim Erwachsenen besteht das Recht hierzu" (K i l l i a n). Wer die Qualen mitgemacht hat, welche die Strikturbehandlung oft für Patient und Arzt bedeutet, der wird den Wert der Prophylaxe nicht hoch genug einschätzen. Und jeder Chirurg, welcher die Mühen einer Oesophagoplastik erlebt hat, der wird darauf drängen, daß die Behandlung einer bereits eingetretenen Striktur nicht vorzeitig unterbrochen wird. Auch nach scheinbarer Heilung einer Striktur tritt oft früher oder später ein Rückfall auf. Ich habe vor kurzem den zweiten Akt einer antethorakalen Oesophagoplastik ausgeführt bei einer Patientin, deren Striktur auswärts behandelt wurde und schon dreimal geheilt erschien, aber immer wieder rezidivierte und schließlich vollständig undurchgängig wurde. Es ist nicht zu viel verlangt, wenn man die Forderung aufstellt, daß auch eine geheilte Speiseröhrenstriktur durch Jahrzehnte hindurch regelmäßig in größeren Intervallen bougiert werden muß, um nachträgliche Schrumpfung der Narben zu verhindern.

Die Billrothsche Klinik hat auch schon die Technik der F r e m d k ö r p e r e x t r a k t i o n aus der Speiseröhre zu jener Höhe entwickelt, auf welcher sie heute steht. Während in der ersten Zeit der B i l l r o t h schen Tätigkeit die Entfernung hochsitzender Fremdkörper noch mit der Schlundzange, tiefsitzender mit dem W e i ß schen Grätenfänger, dem G r ä f e schen Schlundkorb oder Münzenfänger und dem K i r m i s s o n - Haken vorgenommen oder das Hinabstoßen in den Magen geübt wurde, hat B i l l r o t h später die Oesophagotomia externa zur Fremdkörperextraktion häufig angewendet. Ich habe noch als junger Assistent v. E i s e l s b e r g s vor mehr als 30 Jahren diese Operation einige Male ausgeführt. Aber schon 1887 hat v o n H a c k e r als Assistent B i l l r o t h s begonnen, die Fremdkörper der Speiseröhre mit Hilfe des Oesophagoskops zu entfernen, und seither wurde die Oesophagotomie immer seltener und nur dann ausgeführt, wenn die endoskopische Methode versagte. Das wurde mit fortschreitender

Uebung im Oesophagoskopieren immer seltener. So konnte
v. H a c k e r, teils noch an der Billrothschen Klinik, teils
in seinen späteren Wirkungskreisen von 1887 bis 1909, sämt-
liche Fremdkörper der Speiseröhre auf ösophagoskopischem
Wege entfernen. Die heutigen Statistiken berichten über
98% Erfolge. Daher ergibt sich jetzt nur selten die Notwendigkeit einer Fremdkörperentfernung auf blutigem Wege.
Nur bei kardianahem, fest verkeiltem Fremdkörper empfiehlt v. H a c k e r die Extraktion vom Magen aus. H e s s e
hat im Jahre 1922 55 derartige Eingriffe zusammengestellt,
47mal gelang die Extraktion. Ich habe während meiner
Tätigkeit an der Grazer Klinik einen 20 cm langen ver-
schluckten Dolch, der in der Speiseröhre steckengeblieben
war, durch Gastrotomie erfolgreich entfernt.

Auch die gastrale, retrograde Oesophagoskopie und die
dorsale und transthorakale Oesophagotomie kommen bei
besonders schwierig liegenden Fällen in Betracht. Die letztgenannten Operationen sind besonders gefährlich und dürf-
ten bei der heutigen Technik der ösophagoskopischen Extraktion nur äußerst selten zur Anwendung kommen.

Bei dem Drang nach vorwärts, der an der Klinik Billroth herrschte, ist es nur selbstverständlich, daß sich ihr
Chef und seine Assistenten auch an die operative Behandlung der Speiseröhren d i v e r t i k e l am Halse heranwagten.

Daß dieser Eingriff damals ein Wagnis war, bezeugte
der Ausspruch K ö n i g s im Jahre 1880, daß die Durchführbarkeit der Exstirpation eines Divertikels der Zukunft an-
gehöre. Aber schon 6 Jahre später hat W h e e l e r erstmalig einen derartigen Eingriff erfolgreich ausgeführt. An
der Ausarbeitung der Technik der Radikaloperation haben
neben anderen die Billroth-Schüler C z e r n y und v. H a c k e r
verdienstvoll mitgewirkt. Die Unsicherheit der Naht der
Speiseröhre veranlaßte damals die Operateure zu ausgiebiger Drainage und Tamponade der Halswunde. B i l l r o t h
führte nach der Operation regelmäßig ein Schlundrohr durch
das linke Nasenloch ein und ließ es mehrere Tage liegen,
um den Kranken leichter ernähren zu können. Später wurde
zu Ernährungszwecken eine Gastrostomie vorausgeschickt,
die von manchen Operateuren noch heute grundsätzlich,
von anderen nur bei schlechtem Ernährungszustand ausgeführt wird. Dank der weiteren technischen Verbesserung
ist die Operation des Speiseröhrendivertikels im Halse heute
ein relativ leichter und wenig gefährlicher Eingriff, dessen
Mortalität in der Hand verschiedener Operateure 1 bis 7%
beträgt, gegenüber einer durch Komplikationen bedingten
Sterblichkeit von 23% bei konservativer Behandlung.

Von den vorgeschlagenen Operationsmethoden, der In-
vagination (G i r a r d), Verlagerung (S c h m i d t, F. K ö n i g),

der einzeitigen Exstirpation (K l u g e, v. B e r g m a n n, K o c h e r, L o t h e i ß e n u. a.) und der zweizeitigen Exstirpation (M a y o, L a h e y, P a y r, S c h l o f f e r u. a.) werden die beiden letztgenannten am häufigsten angewendet. Die amerikanischen Chirurgen bevorzugen das zweizeitige, die deutschen das einzeitige Verfahren.

Von 11 von mir persönlich operierten Kranken ist einer 2 Wochen post operationem an einer Pneumonie gestorben. Es handelte sich um einen 78jährigen Mann, der trotz seines schlechten Allgemeinzustandes wegen der sehr starken Schluckbeschwerden die Operation trotz Hinweis auf die große Gefahr verlangte und jedes Risiko auf sich genommen hat. Alle übrigen konnten geheilt entlassen werden. Bei einem Kranken trat nach mehreren Jahren ein Rezidiv auf, welches aber bis jetzt keinerlei Beschwerden verursacht. Es wurde zufällig bei einer Röntgenkontrolle entdeckt.

Ganz anders sind die tiefsitzenden Divertikel der Speiseröhre, die epiphrenalen Divertikel, zu beurteilen. Sie sind erfreulicherweise sehr selten, ihre operative Entfernung schwierig und gefährlich. W. M e y e r gelang in einem derartigen Fall die Radikaloperation, auch S a u e r b r u c h s berühmter Fall (Durchbruch eines tiefsitzenden Divertikels in die Lunge mit Bildung eines Lungenabszesses) konnte geheilt werden. Ein subdiaphragmales Speiseröhrendivertikel wurde von R o u x erfolgreich entfernt, auch C l a i r - m o n t konnte auf abdominellem Wege ein epiphrenales Divertikel entfernen und die Kranke heilen. Als Palliativoperation hat S a u e r b r u c h die intrathorakale Oesophagogastrostomie, L o t h e i ß e n die direkte Verbindung des Divertikels mit dem Magen empfohlen.

Noch eine andere Krankheit des Oesophagus, deren Aetiologie und Pathologie auch heute noch nicht ganz geklärt ist, hat schon die Billrothsche Klinik beschäftigt, der sogenannte C a r d i o s p a s m u s und die idiopathische Dilatation der Speiseröhre. v. M i k u l i c z hat 1882 als Ursache für die Entstehung der diffusen Erweiterung der Speiseröhre einen Krampf der Cardia angenommen und den Begriff des Cardiospasmus geprägt. Es ist aber bis heute noch nicht restlos geklärt, ob es sich bei diesem Leiden primär um einen Krampf des Schließmuskels oder um eine Störung des Oeffnungsreflexes handelt. Auch die enorme Erweiterung der Speiseröhre ist nicht nur als passive Ueberdehnung durch Stauung oberhalb des Hindernisses, sondern zum Teil auch als Folge der Lähmung der Ringmuskulatur anzusehen. Ich kann an dieser Stelle auf die Theorien der Pathogenese und die verschiedenen Typen nicht eingehen und möchte nur einiges über die Therapie dieses

Leidens sagen. Zu B i l l r o t h s Zeiten wurde die Dilatationsbehandlung mit den gewöhnlichen Sonden angewendet. Dauerheilungen konnten aber damit nicht erzielt werden, es erwies sich als notwendig, die Cardia zu überdehnen und den Ring zu sprengen.

Im Laufe der Jahre bildeten sich im wesentlichen drei Behandlungsmethoden heraus: die Dehnung des verengten Speiseröhrenabschnittes mit eigenen Dilatatoren (G o t t - s t e i n - Sonde, S t a r c k sches Dilatatorium, P l u m m e r - sche Sonde u. a.), die Dehnung bzw. Myotomie der Cardia „unter Sicht" und die Umgebungsoperationen mittels Anastomosen.

Den erstgenannten Methoden haftet die Gefahr der unbemerkten Ruptur der Speiseröhre an, wenn auch von einzelnen Autoren über sehr gute Erfolge berichtet wird. Die Mortalität beträgt nach M o e r s c h (Mayo-Klinik) bei einwandfreier Technik nach der P l u m m e r schen Methode nur 1·3% bei einem Krankengut von 948 Fällen. Eine weitere technische Verbesserung ließ die Sterblichkeit unter den letzten 400 Fällen der Mayo-Klinik auf 0 sinken. Auch S t a r c k ist von der Ungefährlichkeit seiner Methode überzeugt, die zweifellos in der Hand geübter Techniker Ausgezeichnetes leistet. Wir haben an der Klinik 9 Kranke mit Cardiospasmus nach der P l u m m e r schen Methode behandelt, bei der mittels eines hydrostatischen Druckes von 0·6 bis 0·8 Atmosphären der einengende Ring in einer ode mehreren Sitzungen gesprengt wird. Zwischenfälle haben wir nicht erlebt. 1 bis 3 Sitzungen genügten zur Wiederherstellung des normalen Schluckvermögens. Rezidive sind nach Anwendung dieser wie jeder anderen Methode möglich.

Wer aber einmal eine Perforation nach einem der „blinden" Dilatationsverfahren erlebt hat, der wird diese Methode nicht gerne mehr anwenden und chirurgische Eingriffe vorziehen. Meiner Meinung nach liegt aber hier ein psychologischer Trugschluß vor. Ein Todesfall nach einer unblutigen Methode belastet das Gewissen schwerer als ein Todesfall nach einer größeren Operation. Auch die chirurgischen Behandlungsmethoden haben eine Sterblichkeit von 3 bis 6%.

v. M i k u l i c z hat 1904 als erster ein Operationsverfahren angegeben, das auch heute noch, besonders in Amerika, teils nach der Originalmethode, teils mit kleinen Modifikationen geübt wird. Vom eröffneten Magen aus wird teils digital, teils mittels einer eingeführten Kornzange die Cardia dilatiert. Ich habe diesen Eingriff an 7 Patienten ausgeführt und vom Magen aus zuerst mit einem, dann mit zwei und schließlich mit drei bis vier Fingern die Cardiaenge gesprengt.

Gegenüber der unblutigen Dehnung hat dieses Verfahren den Vorteil, daß man durch genaue Inspektion feststellen kann, ob bei der Dehnung eine Verletzung der Speiseröhre entstanden ist. Bei der zuletzt operierten Kranken ist mir dies passiert, die Ruptur wurde sofort erkannt und durch zweischichtige Naht des Risses und Netzdeckung ließ sich der Schaden wieder reparieren; die Patientin ist geheilt.

Bei einem anderen Patienten, der sich durch Selbstbougieren einige Wochen vor der Operation eine Verletzung der Speiseröhre zugezogen hatte. (Blutung nach dem Bougieren und Schmerzen beim Schlucken in den folgenden zwei Wochen), kam es nach der transgastralen Dehnung nach v. M i k u l i c z, von der alten Verletzungsstelle ausgehend, zu einer Oesophagitis phlegmonosa mit Durchwanderungsmediastinitis und Pleuritis, welcher der Kranke erlag. Die Obduktion ergab keine Perforation der Oesophaguswand, nur einen alten, schmierig belegten Schleimhautriß, von dem aus, zweifellos durch die Dehnung der Speiseröhre veranlaßt, die Entzündung in die tieferen Wandschichten der Speiseröhre fortgeschritten war. R o k i t a n s k y hat in einem ähnlich liegenden Fall der Billrothschen Klinik auf die Möglichkeit einer Durchwanderungsmediastinitis von Schleimhautläsionen nach Bougierungen ohne Perforation der Speiseröhre aufmerksam gemacht.

Die übrigen Operierten sind geheilt und konnten ungestört essen. 2 Fälle liegen schon über 10 Jahre zurück und sind beschwerdefrei geblieben. Bei einer Frau kam es 4 Jahre später zu einem Rezidiv. Es besteht Verdacht auf ein Karzinom der untersten Speiseröhre. Ein zweiter Fall ist 2 Jahre nach der Dehnung an einer Pneumonie gestorben. Bei diesem Patienten wurde einige Monate vor dem Tode röntgenologisch ein Lungenkrebs diagnostiziert.

Auch die H e l l e r sche Cardiotomie wird vielfach geübt, die Ansichten über die Brauchbarkeit derselben sind aber noch geteilt.

Im Jahre 1910 hat H e y r o v s k y die subdiaphragmatische und S a u e r b r u c h die transthorakale (transdiaphragmatische) Oesophagogastrostomie angegeben. Die subdiaphragmatische Operation wurde nach den Mitteilungen im Schrifttum bisher 80- bis 90mal ausgeführt und hat sich sehr gut bewährt. Rezidive sind selten, die Mortalität beträgt etwa 3 bis 6%. Auch die transthorakale Operation wurde wiederholt ausgeführt (H e n s c h e n, S a u e r b r u c h, F r e y, v. H a b e r e r u. a.) und hatte bei einwandfreier Technik ausgezeichnete Erfolge.

In den letzten Jahren wurde von verschiedener Seite der Versuch unternommen, den Cardiospasmus durch Eingriffe am Vagus oder Sympathicus zu beeinflussen. Diese Methoden sind aber über das Versuchsstadium noch nicht hinaus.

*

Wenn wir die Chirurgie der Speiseröhre überblicken, so sehen wir, daß auf diesem schwierigen, man kann fast sagen schwierigsten Gebiet der Heilkunde doch im Laufe der Jahre beachtliche Fortschritte erzielt wurden. Billroth, seine Schüler und Enkelschüler haben, wie ich zeigen konnte, auch diesen Teil unseres Faches teils grundlegend, teils aufbauend gefördert. Gutta cavat lapidem. Langsam, aber sicher entwickelt sich auch die Chirurgie der Speiseröhre weiter.

Ueber Magen-Duodenalchirurgie

Von

Professor Dr. **H. von Haberer**

Köln

Mit 8 Abbildungen

Anläßlich einer Jubiläumstagung der Vereinigung Nieder-
rheinisch-Westfälischer Chirurgen hatte ich am 11. Februar
1939 einen Festvortrag (Zbl. Chir., Nr. 29, S. 1654
bis 1676, 1939) unter dem Titel „Rückblick auf 40 Jahre
Magen-Duodenalchirurgie" zu halten. Unmöglich konnte
ich mich in meinen historischen Ausführungen auf den
besagten Zeitraum beschränken, sondern mußte darauf hinweisen, daß das Geburtsfest der Magen-Duodenalchirurgie
nur 18 Jahre über die mir aufgegebene Berichtzeit zurück-
liegt und untrennbar mit Theodor B i l l r o t h zusammen-
hängt, der 1881 nach gründlichsten experimentellen und
anatomischen Studien seiner Schüler G u s s e n b a u e r und
W i n i w a r t e r die erste erfolgreiche Magenresektion bei
Pyloruskarzinom ausgeführt hat. Gerade in der Jetztzeit, die
so gerne die großen Taten unserer Bahnbrecher zu erwäh-
nen vergißt und sich oft genug mit fremden Federn schmückt,
halte ich es für geboten, mit allem Nachdruck darauf hinzuweisen, daß trotz allen Ausbaues, trotz mancher technischer Aenderungen und Verbesserungen die Magen-Duodenalchirurgie deutscher Arbeit ihr Dasein verdankt und
von Theodor B i l l r o t h und seiner Schule inauguriert
wurde. B i l l r o t h s Schüler W ö l f l e r hat in Prag im glei-

chen Jahre, in dem B i l l r o t h seine erste erfolgreiche
Magenresektion nach seiner ersten Methode (Vereinigung
des Duodenalquerschnittes mit dem durch Verschlußnaht
verkleinerten Magenquerschnitt) ausführte, die vordere
Gastroenterostomie, deren geistiger Urheber allerdings N i -
k o l a d o n i war, angegeben. Später, 1885, hat v. H a c k e r
an Stelle der vorderen die hintere Gastroenterostomie gesetzt. Im gleichen Jahre führte B i l l r o t h seine zweite
Methode der Resektion (blinder Verschluß von Magen- und
Duodenalquerschnitt und Hinzufügen einer Gastroenterostomie) ein. C z e r n y, ebenfalls Billroth-Schüler, hat als
erster die Exzision eines Ulkus aus der Magenwand vorgenommen und v. M i k u l i c z hat 1887 die Resektions-
methode Billroth II dadurch vereinfacht, daß er das untere
Drittel des im übrigen blind vernähten Resektionsschnittes
des Magens zur Gastroenterostomie benutzte. Schon 1880
hat v. M i k u l i c z den ersten Versuch operativer Behandlung des perforierten Magengeschwüres unternommen, aber
die erste geglückte Uebernähung eines perforierten Magengeschwüres ist erst 1888 von H e u s n e r ausgeführt worden. Ebenfalls v. M i k u l i c z hat 1887 versucht, den Pylorospasmus operativ anzugehen, während schon ein Jahr
früher H e i n e c k e sich mit dem gleichen Problem beschäftigt hatte. Jedenfalls bildeten diese Versuche die Basis
für die heute so oft ausgeführte W e b e r - R a m s t e d t -
sche extramuköse Pyloromyotomie, die beim Pylorospasmus
der Säuglinge sehr schöne Resultate ergibt. v. E i s e l s -
b e r g hat 1893 zwecks besserer Ernährung sehr herab-
gekommener Ulkuskranker die Anlegung einer Jejunostomie
nach dem W i t z e l schen Prinzip empfohlen und 1894 die
unilaterale Pylorusausschaltung zwecks gründlicherer Fern-
haltung des Mageninhaltes von geschwürigen und krebsigen
Veränderungen im Bereich von Pylorus und Antrum angegeben. Nimmt man hinzu, daß die 1904 von R i e d e l empfohlene segmentale bzw. quere Magenresektion schon einmal 1887 von B i l l r o t h ausgeführt worden ist, so zeigt
die kurze Uebersicht, die ich gegeben habe, daß B i l l r o t h
und seine Schule alle jene Methoden, mit denen wir
entweder in ihrer ursprünglichen oder aber der fortschrei-
tenden Erkenntnis entsprechend abgeänderten Form auch
heute noch die krankhaften Veränderungen von Magen und
Zwölffingerdarm behandeln, inauguriert haben. Diese Tradition der Billroth-Schule wurde auch von den Schülern der
großen Schüler B i l l r o t h s, also von den Enkelschülern
B i l l r o t h s, fortgesetzt, und vor allem waren es öster-
reichische Chirurgen, die den weiteren Ausbau der Magen-
Duodenalchirurgie vorangetrieben haben, wobei technische
Fragen immer mehr zugunsten der Diagnostik, Anzeige-

stellung zu chirurgischen Eingriffen, Vor- und Nachbehandlung bei Magen-Duodenaloperationen auf Grund vertiefter
biologischer Erkenntnisse in den Hintergrund treten konnten. Einen breiten Raum nehmen auch die Arbeiten ein, die
sich mit Nachkrankheiten nach unseren Eingriffen beschäf-
tigten.

Ich nenne von den geistigen Enkeln der Billroth-Schule
zunächst die Wiener, die sich mit der Problematik des in
Rede stehenden Themas auseinandergesetzt haben, und zwar
nur insoweit, als sie größere Arbeiten auf dem Gebiet veröffentlicht haben. C l a i r m o n t , R a n z i , D e n k , S c h ö n -
b a u e r , W i n k e l b a u e r sei in diesem Zusammenhang
gedacht, und schließlich kann ich mich selbst nicht gut
übergehen, der ich mit Bewilligung meines Lehrers v. E i -
s e l s b e r g ab 1906 zunächst noch durch 5 Jahre an der
Wiener Klinik die Resektion bei Magen- und Duodenalgeschwüren ausbauen durfte. Als ich dann selbständig
wurde, bin ich der mich besonders interessierenden Frage-
stellung bis heute treu geblieben und habe bisher in 73 Publikationen das, was ich erarbeitet zu haben glaube, nieder-
gelegt. Es ist weiter zu gedenken B u n g e , E h r h a r d ,
S t i e d a und L a m e r i s , die als Schüler v. E i s e l s b e r g s
in Königsberg bzw. Utrecht sich ebenfalls mit einschlägigen Fragen beschäftigt haben. C z e r n y s Schüler P e t e r -
s e n , aus der Schule v. M i k u l i c z , K a u s c h , Anschütz,
H e i l e , aus W ö l f l e r s Schule vor allem S c h l o f f e r
und L i e b l e i n haben sich gleicherweise mit der Magen-
Duodenalchirurgie auseinandergesetzt. Mögen die angeführten Männer genügen, um, wenn auch von einer Vollständigkeit keine Rede sein kann, zu zeigen, wie tief verwurzelt
mit Theodor B i l l r o t h der Ausbau der Magen-Duodenalchirurgie geblieben ist.

Es hat ja an sich etwas Mißliches, sich nur mit e i n e r
Schule zu beschäftigen, und lediglich die Gedenkfeier an
den 50. Todestag Theodor B i l l r o t h s kann es entschul-
digen, daß ich diese einseitige historische Darstellung gegeben habe; denn wer wollte sich nicht erinnern, wie viel
wir auf dem Gebiet Männern wie Th. K o c h e r , K r ö n -
l e i n , R o u x , P a y r , R i e d e l , E n d e r l e n , S c h m i e -
d e n , K i r s c h n e r , G u l e k e , v. R e d w i t z , K o n j e t z n y ,
P u h l , F i n s t e r e r und vielen anderen, die ich nicht alle
aufzählen kann, verdanken.

Aber im Rahmen eines Fortbildungsvortrages werden
Sie wohl in erster Linie verlangen, wenigstens in kurzen
Umrissen den gegenwärtigen Stand der Magen-Duodenalchirurgie dargestellt zu bekommen. Da muß vorausgeschickt
werden, daß, wiewohl nach vielen Richtungen Uebereinstim-
mung bei den Chirurgen erzielt ist, noch eine Reihe von

Fragen durchaus verschieden beantwortet wird, geradezu
diametral sich gegenüberstehende Gegensätze zutage treten,
so daß es im Rahmen eines halbstündigen Vortrages ganz
unmöglich ist, diese gegensätzlichen Anschauungen gegen-
einander abzuwägen. Ich muß Sie daher bitten, vor allem
den Standpunkt vertreten zu dürfen, zu dem ich mich selbst
in bald 38jähriger Arbeit durchgerungen habe.

Die erste Magenresektion, die von B i l l r o t h erfolgreich durchgeführt war, galt einem Karzinom, und hier
liegen ja die große Bedeutung und der Schwerpunkt des
segensreichen Geschenkes des Bahnbrechers auf diesem
Gebiet; denn die Operation war dazu bestimmt, Menschen
von einem bösartigen, sicher zum Tode führenden Leiden
zu befreien, gegen das es auch heute noch kein anderes
Mittel als die rücksichtslose Ausrottung mit dem Messer
gibt. Die Magenresektion beim Karzinom kann, wenn sie
rechtzeitig und ausgiebig genug erfolgt, wie wir aus den
verschiedensten Statistiken wissen, radikale Heilung bringen,
sie kann in weniger günstig gelegenen Fällen das Leben
wenigstens auf Jahre verlängern, und nur sie und keine
andere Therapie kann Heilung bringen, während bei gutartigen Erkrankungen des Magens neben der radikalen Resektion doch auch noch andere, weniger eingreifende Methoden erwogen werden dürfen. In diesem Zusammenhang
sei darauf hingewiesen, daß v. R y d i g i e r, als er 1882
auf dem Chirurgenkongreß über die erste von ihm 1881
erfolgreich durchgeführte Magenresektion wegen Ulcus ventriculi berichtete, eine Abfuhr hinnehmen mußte, die einen
beredten Ausdruck in der Anmerkung der Schriftleitung
des Zbl. Chir., Nr. 12, 1882, zum Referat dieses Vortrages,
„hoffentlich auch die letzte", fand. Ich brauche nicht darauf
hinzuweisen, wie glänzend v. R y d i g i e r durch die Ausge-
staltung der Resektion bei Ulkus in der folgenden Zeit re-
habilitiert wurde.

Aber zurück zum Karzinom. Wenn wir als absolut ge-
sicherten Bestand die möglichst frühzeitige, möglichst ausgiebige Resektion beim Karzinom anerkennen, dann kommt
es ja in erster Linie auf die Frühdiagnose an. Viel kann
uns unter Umständen schon die zumeist kurze Anamnese
sagen, die freilich dann im Stiche läßt, wenn sich das Karzinom auf der Basis eines alten, seit Dezennien bestehenden kallösen Ulkus entwickelt. Prüfung der Säurewerte des
Magensaftes, Untersuchung auf okkultes Blut im Stuhl (dauernder Nachweis von Blut im Stuhl ist für Karzinom sehr
verdächtig), Untersuchung des weißen und roten Blutbildes
sowie der Blutkörperchensenkungsgeschwindigkeit können
uns auch bei nicht palpablem Tumor — und es ist ja leider
nur zu häufig der Fall, daß die Palpation im Stiche lassen

muß — oft der Diagnose näherbringen oder sie sogar
sichern. Wie steht es bezüglich der Röntgendiagnose? Aus
meinen eigenen, mit den zahlreichen Röntgenspezialisten,
mit denen ich an den verschiedenen Orten meiner Tätigkeit
zusammengearbeitet habe, gemachten Erfahrungen muß ich

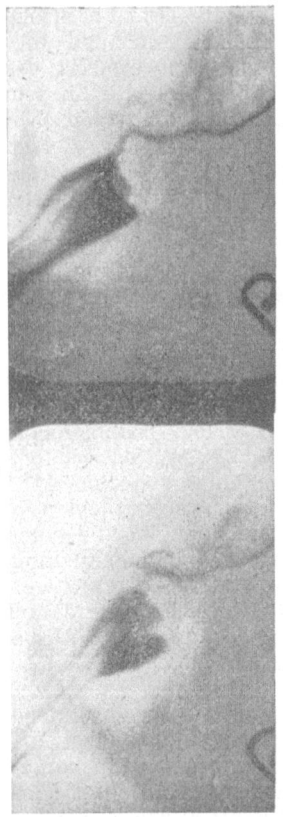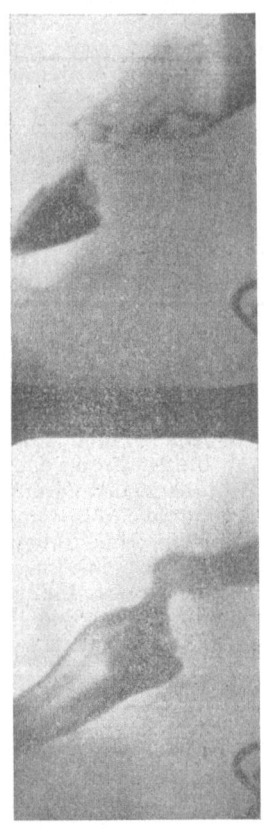

Abb. 1 zeigt das Ergebnis der Röntgenuntersuchung des Oesophagus, Stop an der Cardia

offen sagen, daß man sich vor allem vor Ueberwertung
negativer Röntgenbefunde beim Magenkarzinom hüten muß.
Schon weit fortgeschrittene Karzinome entziehen sich gelegentlich dem Röntgenologen, in anderen Fällen erscheint
zwar ein positiver, aber noch verhältnismäßig geringer Befund, und der Chirurg ist bei der Operation erstaunt über
die Ausdehnung der Erkrankung. Ich zeige Ihnen hier
Röntgenbefunde eines Cardiakarzinoms, das tatsächlich erst

seit wenigen Monaten, und zwar noch recht geringe, Schluckbeschwerden verursacht hatte. Der Röntgenologe sprach von
einem kleinen, gut begrenzten Füllungsdefekt am Uebergang
von Oesophagus in den Magen. (Abb. 1.) Vergleichen Sie damit das durch Resektion entfernte Karzinom (Abb. 2), so
ist ohneweiters die Diskrepanz zwischen dem Röntgenbefund
und der Größe des Karzinoms, das ich bei dem 64jährigen
Mann erfolgreich resezieren konnte, ersichtlich. Mit diesem

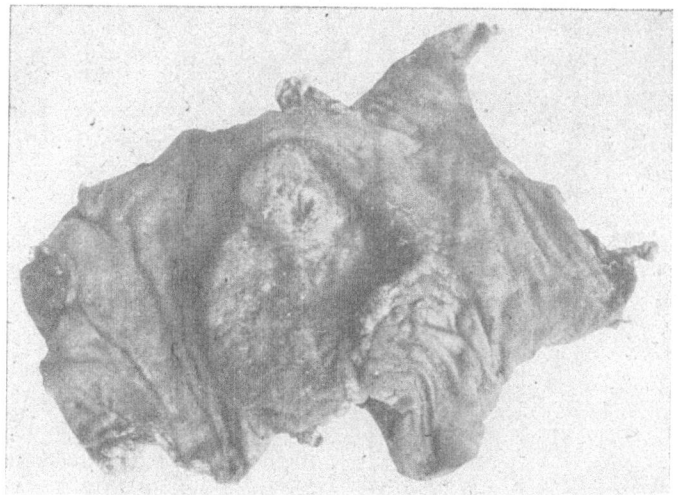

Abb. 2. Das Ca. ist erheblich größer, als der Röntgenologe angenommen hat

Fall werde ich mich in anderem Zusammenhang noch aus-
führlich zu einem späteren Zeitpunkt, wenn ein Fernergeb-
nis vorliegt, zu beschäftigen haben. Hier nur noch das
Operationsergebnis, zwei Monate nach dem Eingriff, mit dem
Bemerken, daß der Mann trotz seines Miniaturmagens ganz
normale Mahlzeiten zu sich nimmt, und die oft recht er-
heblichen Beschwerden des kleinen Magens nie zu ver-
spüren bekommen hat. (Abb. 3.) Selbstverständlich gibt es
daneben Röntgenbefunde von erstaunlicher Genauigkeit über
Sitz und Ausdehnung des Karzinoms.

Solche Erfahrungen müssen zwingend vor allem den
praktischen Arzt veranlassen, nicht restlos und vorbehalt-
los erhobenen Röntgenbefunden zufolge eine Therapie einzuleiten, und müssen den Chirurgen veranlassen, in Zwei-

felsfällen zur Probelaparotomie zu greifen. Wie oft ist es in
solchen Fällen trotzdem bei der Probelaparotomie oder
einem palliativen Eingriff geblieben, weil sich ein bereits
inoperables Karzinom fand.

Bei den allerdings seltenen Sarkomen des Magens sind
die Dauererfolge der Resektion noch erheblich besser als

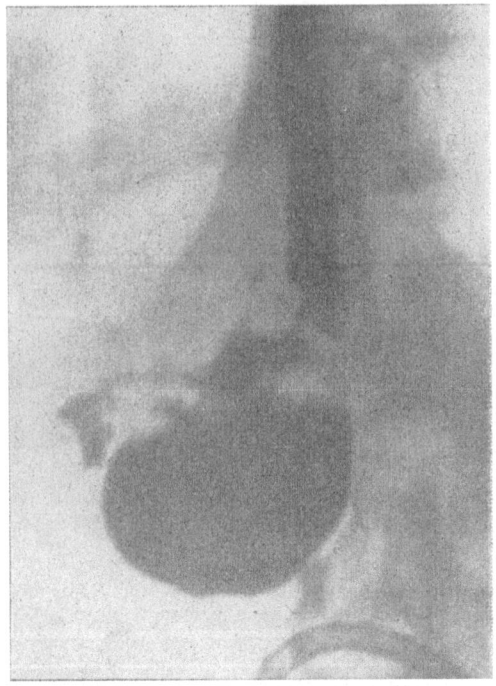

Abb. 3. Röntgenkontrolle 2 Monate nach dem Eingriff

beim Karzinom. Ich habe vor allem Myosarkome operiert,
die ich über 10 Jahre und mehr als völlig geheilt verfolgen
konnte.

Ein solches Magensarkom, das zu schwersten Blutungen Veranlassung gegeben hatte, und das ich durch Resektion bei einem Mann entfernen konnte, bei dem vorher,
angeblich wegen präpylorischer Geschwüre, in Amerika eine
Magenresektion nach Billroth II ausgeführt worden war,
sehen Sie auf dem Bild, das ich Ihnen zeigen kann. (Abb. 4.)
Der Mann hat 2 Jahre nach der Operation die weite Reise

Geschwüre in der das
Sarkom deckenden
Schleimhaut

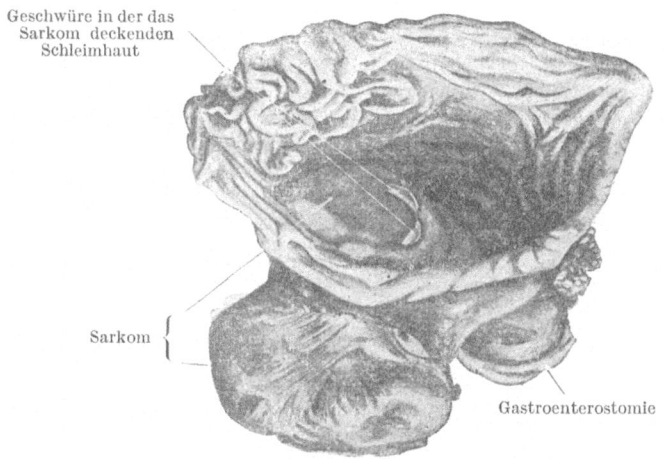

Sarkom

Gastroenterostomie

Abb. 4

aus Palästina nach Düsseldorf nicht gescheut, um sich aus
Dankbarkeit mir in glänzendem Zustand vorzustellen.

Daß gutartige Tumoren — es handelt sich vor allem
um Polypen, Adenome, Fibrome und Myome — auch radi-

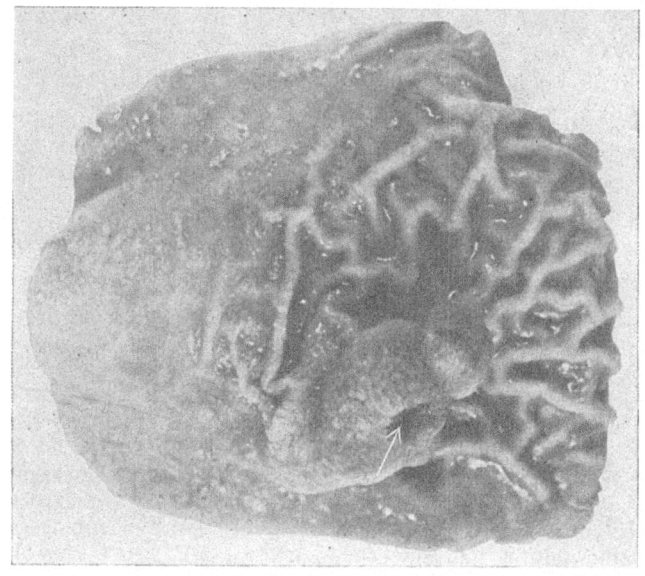

Abb. 5. Hämangioendotheliom (→) mit Ulkus an der Kuppe

4*

kal mittels Resektion operiert werden müssen, ist selbstverständlich. Gerade mit ihnen entfernen wir oft präkanzeröse oder präsarkomatöse Zustände und treiben solcherart
beste Tumortherapie. Gelegentlich erweist sich ein makroskopisch als Polyp imponierendes Gebilde mikroskopisch
als ganz anderer Tumor. So habe ich ein außerordentlich
stark blutendes Hämangioendotheliom durch Magenresektion
entfernt, das makroskopisch als Polyp imponierte. (Abb. 5.)
Ein Präparat, das schön zeigt, wie aus polypösen Verände-

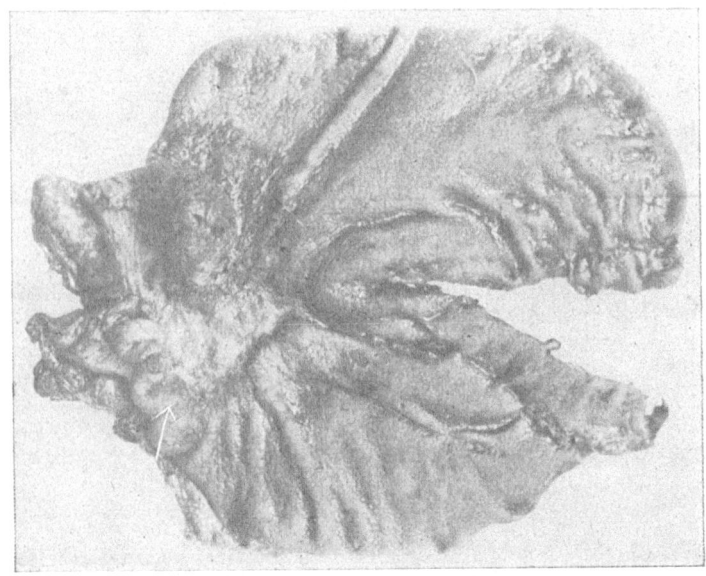

Abb. 6. Polyp (→) am Rande des Karzinoms

rungen Karzinome hervorgehen können, möchte ich Ihnen
vorweisen, weil man am Rande des Karzinoms noch einen
Polypen erkennen kann. (Abb. 6.) Desgleichen zeige ich
Ihnen einen Fall von multiplen Magenpolypen, bei deren
mikroskopischer Untersuchung der Pathologe zu dem Schluß
kam, daß, da an einzelnen Stellen bereits Einbruch adenomatöser Veränderungen in die Muscularis nachzuweisen
sind, die Annahme eines präkanzerösen Zustandes gerechtfertigt erscheint. (Abb. 7.) Die Patientin wurde mir wegen
Karzinomblutung überwiesen, ich habe auf Grund des Allgemeinzustandes und des Röntgenbildes von vornherein
einen gutartigen Tumor angenommen. (Abb. 8.) Alle Fälle,

deren Präparate ich hier vorweisen konnte, sind geheilt und haben sich glänzend erholt.

Was nun die Ulcera ventriculi und duodeni anlangt, denen ich seit 1906 mein Hauptaugenmerk zugewendet habe, so stimmen mit mir heute wohl alle Chirurgen überein, daß, wenn überhaupt eine operative Behandlung nötig ist, auch hierbei die große Resektion nach Billroth II oder Billroth I die beste Methode bleibt, schon deshalb, weil wir danach wohl am seltensten Nachkrankheiten, unter denen

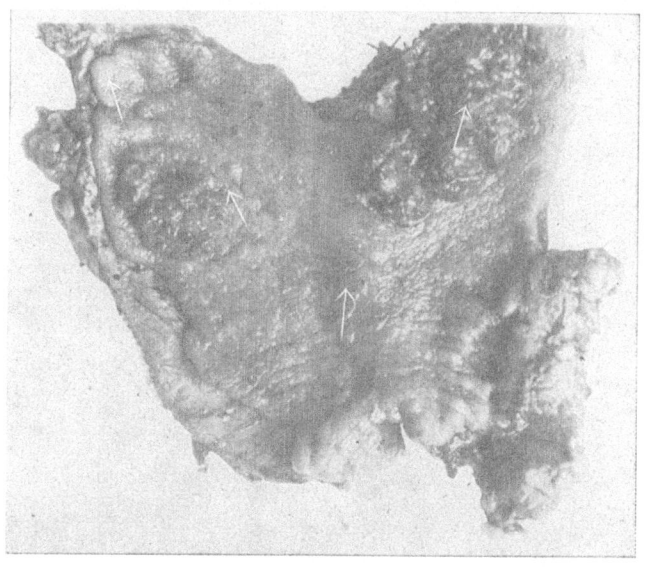

Abb. 7. Multiple Magenpolypen (→)

wir das Ulcus pepticum jejuni bzw. das Rückfallgeschwür am meisten fürchten, zu Gesicht bekommen. Restlos können wir auch durch diese großen Resektionen, bei denen wir das ganze Antrum des Magens entfernen, weder das Ulcus pepticum jejuni noch das Rückfallgeschwür bannen. Aber bei den großen Zahlenreihen, über die ich hinsichtlich beider Methoden der Resektion nach Billroth verfüge, beträgt die Zahl der Ulcera peptica jejuni nach Billroth II, bzw. der Rückfallgeschwüre nach Billroth I kaum je 1%. Die große Resektion beim Ulkus, die, wenn nicht ein cardianaher Sitz des Ulkus eine besondere Ausdehnung der Resektion nötig macht, als typische Operation bezeichnet werden darf, beginne ich im Anfangsteil des Duodenums,

bei Duodenalgeschwüren naturgemäß möglichst peripher von
den Ulcera, und lasse sie, wie ich oft in Arbeiten betont
habe, am Magen dort enden, wo die Arteria gastrica si-
nistra an die kleine Kurvatur herantritt. Mit dieser Ausdehnung der Resektion werden wir der Aufgabe, die sogenannte Säurefabrik des Magens, an die die chemische Phase
der HCl-Sekretion gebunden ist, zu entfernen, gerecht. Auf

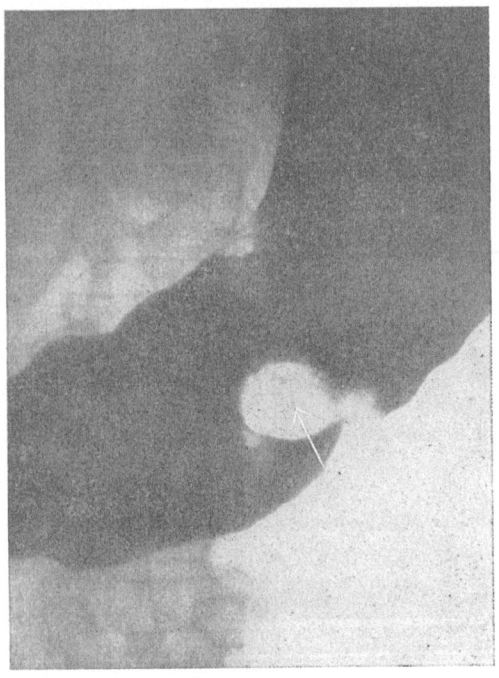

Abb. 8. Scharfe Aussparung (→) im Röntgenbild, bedingt durch
Polypen

die Bedeutung der chemischen Phase der HCl-Sekretion
wurden wir vor allem durch die Arbeiten von S c h u r und
P l a s c h k e s 1915 und K e l l i n g 1918 aufmerksam gemacht, die auch in Tierexperimenten K o e n n e c k e s 1922
ihre Bestätigung fanden. S c h u r und L o r e n z haben daraus 1922 die Konsequenz gezogen, daß bei jeder Ulkusresek-
tion vom Magen das Antrum pylori fortgenommen werden
müsse. S c h n i t z l e r und F i n s t e r e r gingen 1918 über
diesen Vorschlag noch hinaus und verlangten ein Ausmaß
der Resektion am Magen, das schon einer subtotalen Magen-

resektion gleichkommt. Dieser so weitgehenden Forderung
konnte ich mich, nach dem, was ich Ihnen gerade früher
über das Ausmaß meiner Resektion angegeben habe, nicht
anschließen. Und es darf nicht verschwiegen werden, daß
in letzter Zeit sogar Stimmen wieder zugunsten kleiner
Resektionen laut werden. Ich erwähne F r o m m e 1939,
unterlasse es, auf eine erst kürzlich im Arch. klin. Chir.
erschienene Arbeit einzugehen, weil ich gerade von dieser
Stelle eine Reihe von Mißerfolgen zu sehen bekomme, darunter auch Ulcera peptica jejuni. Es würde nach meiner
Meinung unbedingt einen Rückschritt in der operativen
Behandlung der Magen- und Zwölffingerdarmgeschwüre be-
deuten, wollten wir von der großen, also das ganze Antrum
in sich begreifenden Magenresektion, zugunsten kleinerer
Resektionen wieder abrücken.

Nun kann nicht jedes Geschwür, das der Operation
bedarf — ich rede naturgemäß hier ausschließlich nur
von solchen Geschwüren — der Resektion unterzogen werden. Lage und Beziehung der Geschwüre zur Nachbarschaft,
aber auch Ursachen, die im Gesamtzustand des Geschwürs-
trägers liegen, können eine solche Resektion entweder unmöglich machen oder aber nicht geraten erscheinen lassen.
In solchen Fällen müssen wir zu sogenannten Palliativopera-
tionen greifen. Die einfachste dieser Operationen ist die
Gastroenterostomie, mit der — gerade ihrer Einfachheit
wegen — auch heute noch viel Mißbrauch getrieben wird,
d. h. sie wird oft ganz kritiklos und ohne jede vernünftige
Anzeigestellung ausgeführt. Und gerade dieser Umstand er-
schwert es erheblich, ein richtiges Werturteil über die G. E.
zu erlangen; denn wir wissen, man darf wohl sagen aus
hundertfältiger Erfahrung, daß das Ulcus pepticum jejuni,
das in einem gewissen Prozentsatz — in meinem eigenen
Krankengut in etwa 2% — der G. E. folgt, bis zu 50%
bei G. E. auftritt, die ohne stichhaltige Anzeigestellung angelegt worden sind. Daß man aber auch dann, wenn sicher
ein Ulkus vorliegt, nach Möglichkeit die G. E. vermeiden
soll, steht heute wohl außer Zweifel. Vor allem sind Jugend-
liche und Leute mit ausgesprochener Hyperazidität besonders disponiert, nach einer wegen Ulkus ausgeführten G. E.
ein Ulcus pepticum jejuni zu bekommen.

Nun hat man unter falscher Voraussetzung geglaubt, die
Ergebnisse durch die unilaterale Ausschaltung nach v. E i -
s e l s b e r g verbessern zu können. Ich, der ich selbst ein
begeisterter Anhänger dieser Operation war, war vielleicht
gerade deshalb dazu bestimmt, als erster (1918) zu zeigen,
daß die unilaterale Ausschaltung des Pylorus noch viel häufiger als die G. E. Ulcera peptica jejuni nach sich zieht, in
meinem eigenen Krankengut in über 12%. Daraufhin habe

ich, so wie der Schöpfer der Methode, v. E i s e l s b e r g, selbst, diese Methode aufgegeben, und heute wendet sie wohl kein mit der Magenchirurgie vertrauter Operateur mehr an.

An ihre Stelle ist, falls radikale Resektion nicht möglich oder nicht angezeigt ist, für das am Mageneingang sitzende Ulkus die palliative Pylorusresektion mit Beendigung der Operation nach Billroth I von M a d l e n e r und für das Ulcus duodeni die Resektion zur Ausschaltung, also Zurücklassung des Ulkus samt Pylorus und ausgedehnte Resektion des Magens nach H o f m e i s t e r - F i n s t e r e r getreten.

Ueber die M a d l e n e r sche Operation habe ich keine Erfahrungen, da mir bisher bei allen cardianahen Ulcera die Resektion geglückt ist, die auch ausgezeichnete Fernergebnisse zeitigte.

Die Resektion zur Ausschaltung ist auch heute noch eine umstrittene Methode, wiewohl es auf dem Chirurgenkongreß 1939 den Anschein hatte, als sei der Streit zu ihren Gunsten entschieden. F r o m m e, der damals das einschlägige Referat erstattete, hat allerdings, man kann schon sagen, für die Resektion zur Ausschaltung Forderungen aufgestellt, die denen F i n s t e r e r s geradezu entgegengesetzt sind. Während F i n s t e r e r stets den Standpunkt möglichst ausgiebiger Resektion des Magens vertreten hat, etwa zurückgelassener Pylorusschleimhaut im ausgeschalteten Teil keine Bedeutung zuerkennt, verlangt F r o m m e restlose Entfernung der Pylorusschleimhaut, während er grundsätzlich nicht mehr als die Hälfte des Magens reseziert. Aber sowohl i c h als auch N o r d m a n n haben doch immer wieder gerade nach der Resektion zur Ausschaltung so oft Ulcera peptica jejuni erlebt, ich selbst in einem mindest so hohen Prozentsatz wie nach der unilateralen Pylorusausschaltung v. E i s e l s b e r g s, daß ich nach wie vor die Resektion zur Ausschaltung ebenso wie die G. E. beim Ulkus nur als Notoperation bezeichnen kann, und bei alten Leuten, namentlich wenn die Säurewerte des Magensaftes gering sind, die G. E. vorziehe (Zbl. Chir., Nr. 29, 1942).

Im übrigen ersehe ich aus einem Vortrag von H u b e r, den er in der Wiener Medizinischen Gesellschaft am 18. Juni 1942 gehalten hat, daß auch in der Klinik S c h ö n b a u e r in Wien nach der Resektion zur Ausschaltung eine größere Anzahl von Ulcera peptica jejuni als nach der G. E. festgestellt wurde, was den Schluß H u b e r s rechtfertigt, daß beim nichtresezierbaren Ulcus duodeni die G. E. mindestens ebenso gerechtfertigt ist. Jedenfalls handelt es sich also dabei um eine Frage, die alles eher als abgeschlossen ist.

Von Ulkuskomplikationen steht an erster Stelle die Perforation in die freie Bauchhöhle mit der unausbleiblich folgenden Peritonitis. Und damit tritt die Peritonitisbekämpfung in den Vordergrund. Sie erfordert Verstopfung oder Entfernung der Quelle, die zur Peritonitis geführt hat, und Säuberung des Peritonealraumes von fremdem Inhalt. Damit ist auch gesagt, daß die Operation der Wahl wohl zumeist Uebernähung der Perforationsöffnung und Austupfen oder Auswaschen der Bauchhöhle bleiben wird. Keinesfalls aber soll zur Uebernähung eine G. E. hinzugefügt werden; denn es ist einwandfrei festgestellt, daß gerade diese G. E. mit bis zu 50% Ulcera peptica jejuni belastet ist. Fürchtet der Operateur eine Stenose infolge der Uebernähung des Ulkus, kann er eine Jejunostomie nach dem W i t z e l schen Prinzip anlegen, die obendrein zunächst eine völlige Ruhigstellung des Magens bei sofort einsetzender Ernährung gestattet. Bei noch gutem Allgemeinzustand, vor allem bei guten Zirkulationsverhältnissen und nicht allzu weit fortgeschrittener Peritonitis, kann aber auch die von mir erstmalig (Wien. klin. Wschr., 1919, Nr. 16) empfohlene Resektion trotz bestehender Perforation ausgeführt werden. Sie zeitigt sehr gute momentane und Fernergebnisse und hat sich im Laufe der Zeit immer mehr und mehr Anhänger erworben.

An zweiter Stelle macht uns unter den Ulkuskomplikationen die Blutung zu schaffen. Sie kann als einmalige, große Blutung oder als wiederholt auftretende, mehr okkult verlaufende Blutung in Erscheinung treten. Im ersten Fall kann sie direkt lebensgefährlich werden, im zweiten Fall erschöpft sie allmählich das hämatopoetische System und führt zu Anämie der parenchymatösen Organe und vor allem des Herzmuskels mit allen daraus sich ergebenden Folgen. Daß ich einen Patienten infolge Ulkusblutung verloren habe, gehört mit zu den größten Seltenheiten. Folgender Standpunkt hat sich mir bewährt. Bei jeder Blutung, mag sie groß oder klein sein, steht an der Spitze aller Behandlung die einmalige oder, wenn nötig, auch die mehrmalige Bluttransfusion. Steht daraufhin die Blutung, wird der Kranke in Ruhe auf die Operation vorbereitet, deren Zeitpunkt durch die Erholung des roten Blutbildes und der Hämoglobinwerte bestimmt wird. Steht die Blutung, und das gilt vor allem für die große Blutung, nicht, so stammt sie, falls es sich um eine Ulkusblutung handelt, aus einem arrodierten Gefäß, und dann muß trotz, besser gesagt wegen, dieser Blutung operiert werden. Aber wir müssen sicher sein, daß es sich um eine Ulkusblutung und nicht etwa um eine Varizenblutung bei Lebercirrhose oder um eine Blutung bei hepatolienaler Erkrankung handelt. Praktischen Wert hat dabei nur die Resektion, notfalls kann man, falls einmal ein inoperaples Ulkus vorliegen sollte, die zuführenden Arterien aufsuchen und unterbinden. G. E. und Ausschaltungsoperationen sind zwecklos, weil sie auf die große Blutung keinen direkten Einfluß haben können. Bei chronisch rezidivierenden Blutungen muß, um den Patienten vor den Folgen der Anämie zu schützen, ebenfalls operiert werden. Selbstverständlich wird man den Eingriff, und zwar die Resektion, nach entsprechender Vorbereitung, wenn möglich, im Intervall ausführen.

An dritter Stelle unter den Ulkuskomplikationen steht die Stenose. Daß dabei lediglich auf operativem Wege geholfen werden kann, und zwar gleichgültig, ob es sich um eine Magenausgangsstenose oder aber um eine Sanduhrstenose des Magens handelt, sollte heute wohl Gemeingut der Aerzte sein. Mit den noch immer wieder angewendeten Magenspülungen wird nur Zeit vergeudet, und der Kranke muß herunterkommen. Auch bei der Stenose ist die Operation der Wahl für mich die Resektion. Bei alten Leuten, namentlich wenn ihr Magensaft keine hohen Säurewerte aufweist, kann man aber bei Magenausgangsstenose mit der G. E. sehr schöne Erfolge erzielen.

Endlich muß noch einer vierten Komplikation, die nicht zu leicht genommen werden darf, nämlich der karzinomatösen Degeneration des Ulkus, gedacht werden. Nachdem schon 1906 und 1908 von englischer und amerikanischer Seite 59% bzw. 71% krebsige Degeneration kallöser Ulcera behauptet worden war, berichteten 1910 Kütter über 34% von Karzinomen, die bei der Operation als kallöse Ulcera angesprochen worden waren, und Payr im gleichen Zusammenhang über 26% von Karzinomen bei den von ihm resezierten kallösen Ulcera. Diese hier angeführten Zahlen sind bestimmt zu hoch gegriffen, bzw. wir haben doch seither so viel dazugelernt, daß wir nicht so häufig mehr Ulkus und Karzinom verwechseln. Immerhin konnte ich später (Grenzgeb. Med. u. Chir., 119, 1919) und dann noch einmal (Dtsch. Z. Chir., 245, 1935) im eigenen Krankengut feststellen, daß ich mich in ungefähr 5% der Fälle über den wahren Sachverhalt täuschte, und daß in ungefähr demselben Prozentsatz ursprünglich gutartige Ulcera maligne degenerieren. Zudem konnte ich wohl, wenn nicht als erster, so doch sicher unter den ersten, nachweisen, daß Ulkus und Karzinom im gleichen Magen, getrennt durch normale Wand, auftreten können. Nach meinen Erfahrungen, die denen Konjetznys widersprechen, muß ich sekundäre maligne Degeneration von Duodenalulcera als selten bezeichnen, während Ulcera des Magens, namentlich die im Antrum sitzenden, verhältnismäßig häufig malignen degene-

rieren. Und gerade hier zeigt sich der besondere Wert der
Resektion, weil sie nicht nur sichere Karzinome ausrottet,
sondern durch die Wegnahme kallöser Ulcera präkanzeröse
Zustände in einem sicher nennenswerten Prozentsatz entfernt und solcherart beste Karzinomtherapie treibt. Daß im
Hinblick d a r a u f mit der Geschwürsresektion keine andere
Methode, weder Ausschaltung noch G. E., konkurrieren kann,
bedarf keiner weiteren Erläuterung; denn die Meinung A.
K o c h e r s, daß die bei Geschwüren angelegte G. E. die
karzinomatöse Degeneration hintanhalte, ist durch zahlreiche
eigene Beobachtungen, aber auch durch Beobachtung anderer, längst widerlegt.

Und nun noch einige Worte über die operative Behandlung des postoperativen Jejunalgeschwüres und des Rück-
fallgeschwüres. Wie wir vor allem diesen schlimmsten Nachkrankheiten nach unseren Operationen vorbeugen können,
habe ich ja in meinem Vortrag schon vorweggenommen.
Wir müssen eben trachten, womöglich nur solche Methoden
bei der Geschwürsbehandlung anzuwenden, die erfahrungsgemäß am wenigsten mit diesen Komplikationen belastet
sind, und diese Methoden sind die große Resektion nach
Billroth II und Billroth I. Erst vor kurzem habe ich mich
neuerlich (Arch. klin. Chir., 240, 1943) mit Verbesserungs-
vorschlägen für die noch weitere Einschränkung der Jejunalulcera und Rückfallgeschwüre nach den Resektionen
beschäftigt und darauf hingewiesen, daß ich bei der Resektion nach Billroth II kein Ulcus pepticum jejuni mehr
gesehen habe, seit ich die Resektion mit vorderer termino-
lateraler G. E. ohne Enteroanastomose beende, und daß wir
Rückfallgeschwüre nach der Resektion nach Billroth I dadurch vermeiden können, daß wir diese Operation grundsätzlich nur dann machen, wenn zur Naht eine in allen
Schichten einwandfrei gesunde Duodenalwand zur Verfügung steht. Schränken wir, wie schon gesagt, alle palliativen Eingriffe, also Ausschaltungsoperationen und G. E.,
auf das unbedingt notwendige Ausmaß ein, dann erfüllen
wir, soweit eben möglich, die Aufgabe der Vorbeugung.

Müssen wir aber ein Jejunalgeschwür operieren, dann
gelten eben die heute wohl von den meisten Chirurgen
anerkannten Grundsätze, die ich für diese Operation am
Chirurgenkongreß 1913 (Arch. klin. Chir., 101, 1913) auf
Grund meiner ersten erfolgreich operierten Fälle heraus-
gestellt habe. Für die Radikaloperation eines Ulcus pepticum jejuni muß gefordert werden die Resektion des die
G. E. tragenden Magenabschnittes, und wenn der Pylorus
bei der ersten Operation zurückgelassen worden ist, gleichgültig, ob die erste Operation eine G. E. oder eine Aus-
schaltungsoperation war, auch die Resektion des Pylorus

bis in den Anfangsteil des Duodenums. Nur so können wir, wie ich mehrfach zeigen konnte (zuletzt Zbl. Chir., Nr. 29, 1942), Rezidive von Ulcera peptica jejuni vermeiden.

In allen Fällen, bei denen durch Penetration eines Ulcus pepticum jejuni in das Colon die gefährliche Fistula gastro- bzw. jejuno-colica entstanden ist, muß unsere Forderung nach der Radikaloperation noch dahin ergänzt werden, daß auch der Colonabschnitt, der die Fistel trägt, je nach der Sachlage durch Keilresektion oder durch Kontinuitätsresektion entfernt werden muß. Die Fistula gastro-bzw. jejuno-colica stellt durchaus kein seltenes Ereignis dar. F i n s t e r e r (Zbl. Chir., Nr. 12, 1942) hat über 26 Fälle von Magen-Jejunum-Colonfisteln unter 256 wegen Ulcus pepticum jejuni operierten Fällen berichtet, also diese Komplikation in 10% der postoperativen Jejunalulcera gesehen. Ich konnte zeigen (Zbl. Chir., Nr. 29, 1942), daß unter den von mir bis dahin operierten 241 Ulcera peptica jejuni 25 Fälle = 10·3% von Fistula gastro-jejuno-colica sich fanden. Seit dieser Mitteilung ist die Zahl der von mir operierten Jejunalulcera auf 253 angestiegen, und die Fälle von Fistula gastro-jejuno-colica haben dabei die Zahl von 29 erreicht.

Es ist immer wieder erstaunlich, wie verhältnismäßig gut diese ganz großen, wegen Fistula gastro-jejuno-colica ausgeführten Eingriffe von den meist schon sehr herabgekommenen Patienten ausgehalten werden. Daß trotzdem die Mortalität nach diesen Eingriffen hoch ist, kann nicht wundernehmen. F i n s t e r e r hat eine Mortalität von 42%. Ich habe bisher das Glück gehabt, bei der Radikaloperation der Fistula gastro-jejuno-colica nur 16% Mortalität buchen zu müssen.

Auf Unterschiede der von mir und von F i n s t e r e r bei diesen ganz ausgedehnten Resektionen eingehaltenen Technik kann ich aus Gründen der zur Verfügung stehenden Zeit nicht eingehen und muß Sie bitten, sich darüber aus meiner Arbeit (Zbl. Chir., Nr. 29, 1942) zu orientieren. Rückfallgeschwüre nach Billroth I machen eine neuerliche Resektion, und zwar nach Billroth II, erforderlich.

Stellen wir uns zum Schluß die Frage, ob wir Chirurgen etwa auf den in der Magen-Duodenalchirurgie erzielten Lorbeeren ausruhen dürfen, so ist diese Frage zu verneinen. Es kann einen Arzt nicht befriedigen, eine so weitgehende Organverstümmelung wegen oft kleiner Ulcera ausführen zu müssen, wie sie die große Magenresektion bedingt. Es ist meines Erachtens vor allem Aufgabe der Internisten, durch verbesserte Heilerfolge die Häufigkeit der großen Magenresektion immer mehr einzuengen, wenn es schon nicht gelingt, die Ulkusheilung überhaupt auf un-

blutigem Wege zu erzielen. Hätten wir Grund, mit unseren
auf operativem Wege erzielten Ergebnissen wirklich ganz
zufrieden zu sein, dann würden nicht namhafte Chirurgen,
die in Wort und Schrift oder aber durch ihre praktische Einstellung sich zur großen Resektion bekennen, derselben immer wieder zu entrinnen trachten, wenn sie selbst von
einem Ulkus gepeinigt werden; denn im allgemeinen gilt
doch mit Recht der Grundsatz, seinem Mitmenschen nur dann
einen Eingriff vorzuschlagen und an ihm auszuführen, wenn
man unter gleichen Umständen bereit wäre, sich selbst
einem solchen Eingriff zu unterziehen. Daß es sich bei der
Magen-Duodenalchirurgie um kein restlos erschöpftes Gebiet handelt, gibt uns aber auch immer wieder den Anreiz,
Kraft, Begeisterung und Eifer zur Ergründung letzter Ge-
heimnisse einzusetzen.

Billroth und die Chirurgie des weiblichen Genitales

Von

Professor Dr. **G. A. Wagner**

Berlin

Wollen wir die Bedeutung B i l l r o t h s für die Chirurgie des weiblichen Genitales bewerten, so müssen wir zunächst feststellen, daß B i l l r o t h selbst auf diesem Gebiete n i c h t s grundlegend Neues geschaffen hat. Er hat wohl als Erster auf dem Kontinent sich für die Ovariotomie, später auch für die abdominale Myomoperation eingesetzt und kühn die damals noch als höchst gefährlich geltenden Eingriffe in Zürich und dann hier in Wien wiederholt ausgeführt. Aber die Ovariotomie war damals in England durch Spencer W e l l s in Hunderten von Fällen schon gemacht worden, später auch die Laparohysterotomie bei einigen Fällen von Myomen durch K o e b e r l é und durch P é a n in Paris. W i e aber B i l l r o t h diese Errungenschaften der operativen Kunst aufgriff, wie er in bescheidenster Dankbarkeit und Anerkennung der fremden Lehrmeister durch seine verantwortungsbewußt gezügelte Kühnheit, aber noch mehr d u r c h d i e K u n s t s e i n e r P u b l i z i s t i k ihnen das Gebiet der Wiener, der österreichischen, der gesamtdeutschen operativen Gynäkologie eroberte und erschloß, ist sein großes Verdienst. Dabei auch hier die rückhaltlose Offenheit und Wahrhaftigkeit der Mitteilung seiner eigenen Erfolge und Mißerfolge! Was uns heute besonders beeindruckt, ist die gewissenhafte Erforschung und dann die klare Erkennung der Grenzen, in denen die kühnen Operationen berechtigt sind, und die strenge Ablehnung jeder tollkühnen Ueberschreitung dieser Grenzen. Mißerfolge konnten B i l l r o t h darum nicht abschrecken, das einmal als möglich Erkannte mutig immer wieder in Angriff zu nehmen.

Hat B i l l r o t h auch selbst keine neuen Operationen auf dem Gebiete der Chirurgie des weiblichen Genitales erfunden oder solche auch nur wesentlich verbessert, so hat er doch auf ihre Entwicklung einen ungeheuren Einfluß gehabt. Er hat, wie C h r o b a k in der klinischen Vorlesung am Tage nach B i l l r o t h s Tode sagte, „d i e g r o ß e o p e r a t i v e R i c h t u n g d e r G y n ä k o l o g i e i n a u g u r i e r t". „Ich sage es mit Stolz," rief C h r o b a k aus, „wir Gynäkologen sind seine direktesten Schüler." Es war s e i n kühnes großes Vorbild, das die Gynäkologen, die sich als Geburtshelfer auf meist primitive vaginale Eingriffe beschränkt hatten, veranlaßte, nun auch große abdominale Operationen mit Mut und Vorsicht anzugehen und sie aus eigenem auszugestalten. In seinem Nachruf auf B i l l r o t h hier an dieser Stelle sagte A l b e r t: „Wir erlebten es" (nach der Pylorusresektion), „wie nicht nur in der Chirurgie des Verdauungstraktes, sondern überhaupt in der Chirurgie der inneren Organe Schritt für Schritt neue Eroberungen gemacht wurden, wie in allen Ländern und in allen Schulen neue Gebiete dem Messer eröffnet wurden, wie überall neue Methoden auftauchten, um die bestehenden zu vervollkommnen, wie von der Mutter Chirurgie die Tochter Gynäkologie schied, um ihr heroisches Zeitalter zu begründen."

Eines freilich muß uns Geburtshelfer und Gynäkologen wundernehmen: daß B i l l r o t h, der sich so intensiv mit dem Wundfieber, seinem Wesen und seiner Bekämpfung befaßt hat, zwar (nach anfänglichem Widerstreben) die A n t i s e p t i k L i s t e r s sich zueigen machte, von der weitaus größeren Tat des Ignaz Philipp S e m m e l w e i s aber keine Notiz nahm, trotzdem dank dessen großer Entdeckung „die Sonne der A s e p t i k", der richtigen Infektionsverhütung, lange vor L i s t e r „hier in W i e n aufgegangen war". Daran mag wohl der Einfluß des die S e m m e l w e i s sche Lehre ablehnenden Carl v. B r a u n und gewiß auch der des großen V i r c h o w schuld gewesen sein.

Ganz wesentlich wirkte sich in Wien zum Heile der Gynäkologie und der anderen Töchter der Chirurgie das von B i l l r o t h neu geschaffene System der S e l b s t - p r ü f u n g d e r L e i s t u n g e n jedes neuen Eingriffes aus: die „Berichte" aus seinen Kliniken mit der absolut ehrlichen, rücksichtslosen S t a t i s t i k als Grundlage für jeden operativen Fortschritt.

Gerade in seinen — nicht zahlreichen — gynäkologischen Publikationen präzisiert er das W e s e n e i n e r e i n - z i g f r u c h t b a r e n S t a t i s t i k. In einer seiner Arbeiten

über die Ovariotomie stehen die für ihn charakteristischen
Sätze:

„Wenn wir mit polizeilicher Strenge alle Fälle von
großen und kühnen Operationen von Tumoren durchgehen,
dann erfahren wir, wie viele bald an Rezidiven zugrunde
gehen." Und: „Es ist eine moderne Errungenschaft — und
wir sind stolz, selbst dazu beigetragen zu haben —, daß
wir die Resultate unserer praktisch chirurgischen Leistungen mit stoischer Strenge einer immer schärferen Kritik
unterziehen." Oder: „Unsere moderne Statistik basiert nun
immer auf den Mitteilungen aller Fälle, die ein Chirurg
unter bestimmten Verhältnissen behandelt hat, mögen sie
nun günstig oder ungünstig verlaufen sein. Wir brauchen
der Welt nicht mehr zu zeigen, daß unsere Kunst von Jahr
zu Jahr mehr leistet, wir brauchen keine Wunder mehr zu
berichten; das Wunder liegt in der täglich sicherer werdenden Macht unserer Kunst, in der systematischen Erweiterung ihrer Grenzen, in der scharfen Fixierung dieser
Grenzen . . ."

Billroth selbst hat die Ovariotomie, und zwar
gerade die Operation von Riesenzysten, schon in seiner Züricher Zeit und dann wiederholt in Wien ausgeführt,
die noch 1863 für „abenteuerlich und frivol" angesehen
worden war. Vor ihm hatten in Wien Primarius Kumar
und Weinlechner den Eingriff gewagt. Als Billroth
1871 über seine ersten 9 Ovariotomien berichtete, hatte
Spencer Wells schon über 400 gemacht und die Mortalität des Eingriffes von 34% des ersten Hunderts auf 22%
beim dritten Hundert hinabgedrängt. Billroth weist in
seinen Arbeiten auf Spencer Wells' großes Verdienst
und auf das Verdienst von Kumar für den Wiener
Boden hin.

Trotz dieses letzteren war hier die Ovariotomie als
zu gefährlich abgelehnt worden; man hatte sich mit der ganz
sinnlosen Punktion der Zysten, die den Allgemeinzustand
der Kranken, wie wir heute wissen, nur rapid verschlech-
tert — worauf Billroth schon klar hingewiesen hat —,
begnügt. Mit seinem herrlichen Schwung setzt sich nun
Billroth für die Radikaloperation ein. Er tadelt die
Aerzte, die gegen die Ovariotomie sind, dabei aber sich zu
Amputationen schnell entschließen, deren Mortalität hoch
über 20% liegt. Er hält ihnen vor, daß glückliche Operateure, so besonders Sköldberg in Stockholm, die Mortalität der Ovariotomie auf 18%, ja auf 13% herabge-
drückt haben. Sie sei also nicht gefährlicher als eine tiefe
Oberarmamputation, eine partielle Kieferresektion, der
Steinschnitt bei jugendlichen Individuen; jedenfalls weit un-
gefährlicher als die Oberschenkelamputation und andere

Extremitätenoperationen, die die Operateure unbedenklich machen. B i l l r o t h erklärte es für „notwendig, daß die Aerzte von der Idee abkommen, daß die Ovariotomie zu den gefährlichsten Operationen gehöre, und daß diese Ueberzeugung durch verständige Aerzte ins Publikum dringe". Er begründet exakt die Berechtigung, ja Notwendigkeit dieser Operation:

1. ist eine andere Heilung nicht möglich, die Kranken sind sonst dem Tode verfallen, der durch die üblichen Punktionen nur noch rascher herbeigeführt wird,

2. die meisten Kranken können durch die Operation geheilt werden,

3. sie haben außer der Eierstockgeschwulst keine andere Krankheit,

4. die Geschwülste machen selten Metastasen, Rezidive treten selten auf.

Es ist auffallend, daß B i l l r o t h, der doch die pathologische Anatomie zur Grundlage seiner praktisch chirurgischen Arbeit gemacht hat — hat er doch als Privatdozent seine ersten Vorlesungen nicht über Chirurgie, sondern über pathologische Anatomie gehalten — keinen Unterschied zwischen benignen und malignen Ovarialtumoren zu machen weiß, auch nicht in seinem berühmten Lehrbuch.

Wenn B i l l r o t h in seinen ersten 9 Fällen eine Mortalität von etwa 20% hatte, so muß für die damalige Zeit dieses Ergebnis als durchaus günstig bezeichnet werden, weil, wie aus dem Studium der genau mitgeteilten Krankengeschichten hervorgeht, es sich fast ausschließlich um Riesenzysten mit schweren Adhäsionen gehandelt hat. Freilich sind nur wenige der Operierten ohne schwere und gefährliche Komplikationen, besonders Beckenabszesse, geheilt, so daß B i l l r o t h, wie er 1873 bei Veröffentlichung seines 10. bis 13. Falles schreibt, selbst schon mißmutig war, bis dann eine Reihe glücklicher Operationen nacheinander kam.

Wie kühn B i l l r o t h war, ist daraus zu ersehen, daß das Allgemeinbefinden der Kranken — meist durch die wiederholten Punktionen, höchste Abmagerung, Fieber, Dekubitus usw. — so war, daß wir bei solchen Kranken auch heute nur mit den größten Bedenken an den operativen Eingriff herangehen würden.

Noch kühner war B i l l r o t h s Entschluß, ein R i e s e n - m y o m von 17 kg bei einem jungen Mädchen zu entfernen. Damals waren wohl da und dort Myome per laparotomiam entfernt worden, aber fast immer nur auf Grund eines diagnostischen Irrtums, wenn man einen Ovarialtumor vor sich zu haben glaubte. B i l l r o t h konnte, als er seine Operation machte, ganze 34 Operationen aus dem Weltschrifttum mit 26 tödlichen Ausgängen feststellen.

Billroth schildert sehr dramatisch, wie er in Zürich einem jungen Chirurgen bei einer solchen „Ovariotomie" helfen sollte, und beide nach und nach — wie Billroth schreibt — „zu der entsetzlichen Gewißheit kamen, daß es sich um ein Fibrom des Uterus handle". Die Operation konnte durchgeführt werden, die Kranke starb aber bald danach. „Bei allen späteren als Ovariotomie gemachten Laparotomien" hatte Billroth, wie er schreibt, „vor nichts solche Angst als vor der Verwechslung mit Uterusfibrom." Billroth empfahl darum in unklaren Fällen die Probelaparotomie.

Immerhin hatte inzwischen Koeberlé 3 glückliche Laparohysterektomien, und Péan in Paris hat von 1869 bis 1873 9 Operationen mit 7 glücklichen Erfolgen gemacht. Billroth lehnte noch 1868, seinem Kollegen Carl v. Braun zustimmend, die Operation ab, „bei der damals kaum eine Wahrscheinlichkeit auf Heilung vorlag".

Die Ablehnung der Myomoperation begründete er damit, daß die Indikation zu ihr selten gegeben sei:

1. entwickeln sich die Myome erst jenseits der Dreißiger- und Vierzigerjahre,

2. lassen sich die Blutungen in der Regel nach und nach beherrschen (namentlich durch die Ergotininjektionen nach Hildebrandt und Chrobak),

3. hören die Blutungen mit der klimakterischen Involution von selbst auf,

4. wachsen dann die Myome nicht mehr,

5. sind die Beschwerden in den meisten Fällen erträglich,

6. die unzähligen in den Leichen älterer Frauen gefundenen Uterusfibrome sind meist doch nur von geringer Größe.

Also eine sehr exakte Stellungnahme!

Aber es kamen doch Mädchen und Frauen, bei denen die Ablehnung der Operation eine Grausamkeit schien. Einen solchen Fall aus dem Jahre 1868 schildert Billroth 1876 sehr dramatisch: Ein junges Mädchen war zu ihm nach Wien gekommen, weil bei ihm ein rasch wachsender Tumor im Bauch festgestellt worden war. Nach genauester Untersuchung kam Billroth zur Diagnose: Fibromyom. Carl v. Braun hatte die Diagnose bestätigt. Da also ein Ovarialtumor sicher nicht vorlag, mußte Billroth den Eingriff ablehnen. „Ewig unvergeßlich" — so schreibt er — „bleibt mir die Szene, als der Patientin in schonendster Weise mitgeteilt wurde, daß nicht eine Eierstockzyste vorliege, sondern ein Fibrom", das damals als inoperabel galt: — „So bin ich denn verloren und doch

noch so jung! Ich kann und will so nicht leben." — „Meine
Knie umfassend, bat sie, zu operieren, sie wolle ja sterben."
Trotzdem ließen sich B i l l r o t h und v. B r a u n nicht
bestimmen, eine Operation vorzunehmen, „bei der nach
den damaligen Erfahrungen kaum eine Wahrscheinlichkeit
der Heilung vorlag. Ich habe selten die Unvollkommenheit
unserer Kunst und die Notwendigkeit der Resignation tiefer
empfunden".

1874 machte B i l l r o t h seine erste u n t e r d e r r i c h -
t i g e n D i a g n o s e i n t e n d i e r t e L a p a r o h y s t e r e k -
t o m i e b e i M y o m, 1875 zwei solche. Erst die dritte
nahm einen glücklichen Ausgang. In der Publikation von
1876 begründet B i l l r o t h nun wieder exakt d i e A u f -
g a b e des ablehnenden Standpunktes:

1. hatte Carl v. B r a u n mit vaginalen Myomoperatio-
nen (meist Enukleation von submukösen Myomen) gute
Resultate,

2. Myome kommen doch nicht so selten auch bei
jungen Frauen vor,

3. die Ergotinbehandlung versagt gelegentlich,

4. „ermutigten die zunehmenden Erfahrungen auf dem
Gebiete der schwierigsten Laparotomien", von denen er
ein halbes Hundert gemacht hatte, und endlich

5. zeigte ihm das Buch von P é a n und U r d y, daß
„die Operation aus dem Stadium des zufälligen Gelingens
in das Stadium der methodischen wissenschaftlichen und
künstlerischen Behandlung getreten war".

B i l l r o t h hielt sich, wie bei der Ovariotomie, genau
an die Technik der ausländischen erfahrenen Operateure.
Ganz modern erscheint uns seine Stellungnahme zur
U n f r u c h t b a r k e i t, die er als Nachteil der Hysterekto-
mie empfindet. Und doch kann für ihn die sekundäre Un-
fruchtbarkeit keine Kontraindikation gegen die Operation
größerer Myome sein, weil eine Konzeption bei ihnen ·un-
wahrscheinlich, eine Geburt unmöglich wäre und mit dem
Tode von Mutter und Kind endigen müßte.

Die k o n s e r v a t i v e n M y o m o p e r a t i o n e n —
bis dahin waren sie alle tödlich verlaufen — lehnt B i l l -
r o t h ab. Es sei bis auf weiteres zweifelhaft, ob ein von
Narben durchsetzter, in seiner Form verschobener Uterus
zur Konzeption, zum Austragen und zum normalen Aus-
stoßen einer Frucht noch geeignet sei. Dann stellt er die
Frage, „ob sich diese Operation im Laufe der Zeit in dieser
Beziehung anders gestalten wird"? — Sie hat sich anders
gestaltet. Alle die Bedenken B i l l r o t h s treffen nicht mehr
zu. Die Mortalität ist gering, die Erfolge sind gerade bei
Frauen, die wegen der Myome unfruchtbar sind, erfreulich

gut. In meinem Prager Beobachtungsgut konnten wir fest-
stellen, daß 33% der im Alter von 30 bis 38 Jahren wegen
Myom konservativ operierten Frauen alsbald konzipierten
und fast immer normale Schwangerschaften und glatte
Spontangeburten hatten. Ja, wir sehen diese auch bei
Frauen, bei denen wir auch große Myome während der
Schwangerschaft aus dem Uterus enukleieren.

Aus allen seinen Schriften ersehen wir, daß B i l l -
r o t h trotz des Vertrauens auf sein ungewöhnliches opera-
tives Können von der größten Gewissenhaftigkeit in der
U n t e r s u c h u n g und in der I n d i k a t i o n s s t e l l u n g
war. 1871 schreibt B i l l r o t h , daß die Auswahl der Fälle
zur Operation ebenso wichtig sei wie die genaueste Untersuchung vorher. „Man darf nur operieren, wenn man einige
Chance des Gelingens hat. Ganz ohne Chance zu operieren,
heißt die herrliche Kunst und Wissenschaft der Chirurgie
prostituieren, sie bei Laien und Kollegen verdächtigen.“
Wie aber findet man das richtige Maß? „Durch unermüd-
liches Studium unserer Wissenschaft, scharfe Kritik der
eigenen und fremden Beobachtungen, kritische Verwertung
der eigenen und fremden Erfahrungen und durch die genaueste Untersuchung jedes einzelnen Falles.“ — In Wien
hat B i l l r o t h niemals verfehlt, bei den gynäkologischen
Kranken, die ihn aufsuchten, C. v. B r a u n oder R. C h r o -
b a k zu Rate zu ziehen, mit ihnen zusammen die Kranken
zu untersuchen und jeden Fall vor einem Eingriff eingehend
und genau zu besprechen.

B i l l r o t h s Bescheidenheit ist bewundernswert. Er
verkleinert nie den anderen Operateur. Nachdem er zweimal Ovariotomien von Spencer W e l l s selbst gesehen,
ruft er aus: „Ich will gern mein Leben lang sein Schüler
bleiben.“ Er tadelt die deutschen, insonderheit die Wiener
Aerzte, daß sie den glänzenden Vorbildern nicht nacheifern,
und ermahnt sie, „wenigstens mit der Ovariotomie den Erfolgen der Chirurgen anderer Länder nachzukommen, damit uns
nicht der Vorwurf treffe, wir lassen diese unglücklichen Frauen
qualvoll sterben, weil wir nichts von anderen Meistern lernen wollen.“ Und an einer anderen Stelle sagt er, die
Myomoperation betreffend, daß „die französischen Chirurgen den Ruhm ihrer Nation mit diesen neuen Lorbeeren
schmückten, während wir Deutschen doch bisher nur be-
denklich und bedächtig diesen, wie früher den amerikanischen und englischen Erfolgen nachgehen“.

Nicht nur persönlich, durch eigene operative Tätigkeit hat B i l l r o t h die operative Gynäkologie befruchtet
und vorwärts getrieben, auch durch seine S c h ü l e r hat
er ihr manches geschenkt. Seine feine Kunst des Operierens,
wie sie z. B. in v. E i s e l s b e r g verkörpert war, der

sie allen seinen Schülern vermittelt hat, hat manchen Fortschritt und manchen schönen Erfolg in der Chirurgie des
weiblichen Genitales gezeitigt. Man denke nur an die Selbstverständlichkeit, mit der heute ein Gynäkologe — ich meine
natürlich den Gynäkologen, wie er sein soll — Darmresektionen macht, die bei seinen schwierigen Eingriffen notwendig werden können, Darmresektionen, die bei den erfolgreichsten Methoden der Behandlung des angeborenen oder
erworbenen Defektes der Vagina — seien es Dünndarm-
oder Dickdarmresektionen — zu den schönsten Erfolgen
geführt haben.

Unter B i l l r o t h s Schülern ragt C z e r n y hervor,
der 1878 die erste systematische vaginale Exstirpation des
karzinomatösen Uterus gemacht hat, ein Eingriff, der freilich sich als nicht radikal genug erwies, aber die Grundlage für die Entwicklung der modernen vaginalen Karzinom-
operation wurde.

Getreu seinem großen Lehrer, hat Alfons v. R o s t -
h o r n neben der sorgsamen Pflege der operativen Kunst
ausgedehnte wissenschaftliche anatomische Untersuchungen
gemacht, so z. B. über die Anatomie und Pathologie des
Beckenbindegewebes. Er hat in seiner Grazer Zeit die sorg-
fältigsten Studien über die Ausbreitung des Collumkarzi-
noms in die Parametrien durch K e r m a u n é r ausführen
lassen.

Nicht nur durch B i l l r o t h s Assistenten, auch durch
s e i n e   F r e u n d e, die sich gern seine Schüler nannten,
vor allem durch C h r o b a k, wurde die Gynäkologie befruchtet. C h r o b a k hat die extraabdominale Versorgung
des Portiostumpfes, die B i l l r o t h noch genau nach den
Vorschriften der ausländischen Lehrmeister geübt hatte,
ersetzt durch die heute gebräuchliche intraabdominale retro-
peritoneale Stumpfversorgung und damit die abdominale
Myomoperation zu dem modernen eleganten Eingriff gemacht. Welche Fortentwicklung! Eine Operationsmortalität
von ganz wenigen Prozenten, ja Hundertserien ohne Todesfall gehören nicht mehr zu den seltenen Ausnahmen. Vor
allem aber hat C h r o b a k, dem Vorbilde seines Freundes
folgend, in seiner Schule enorm fleißig arbeiten lassen.
Auch er brachte in Monographien „Mitteilungen" aus seiner
Klinik, in denen er klinische, wahrhaftige statistische und
anatomische Arbeiten von bleibendem Wert der wissenschaftlichen Welt unterbreitete.

Aber nicht nur durch die eigene Arbeit und die seiner
engeren und weiteren Schüler hat B i l l r o t h die Gynäkologie befruchtet — d e r   O r t, an dem er gewirkt hat, war
von seinem Genius geweiht, sein Boden förmlich getränkt
mit den Säften ausgedehnter, großzügiger, kühner, dabei

streng kritischer, gewissenhafter Arbeit und Forschung, die
das Wurzelschlagen und starke Aufwachsen wertvoller Leistungen ermöglicht und gefördert hat. Hier war von den
so reich beschenkten Töchtern der Chirurgie die Gynäkologie besonders beglückt, weil bei ihr der Fortschritt auf
dem Untergrunde der großen Tradition der berühmten, bis
heute an keiner anderen Stätte erreichten Wiener geburts-
hilflichen Schule sich besonders reich und mächtig ent-
falten konnte.

So nimmt es nicht wunder, daß auf diesem Boden
die b e i d e n heute allein herrschenden Methoden der Operation des Uteruscollumkarzinoms entstanden sind: sowohl
die erweiterte abdominale Radikaloperation W e r t h e i m s
als auch die vaginale Radikaloperation S c h a u t a s. Und
zwar beide nicht als erste Versuche oder Anfänge, sondern
gleich als endgültige Lösung eines besonders schwierigen
operativen Problems. Zwar konnte unsere Generation an
diesen herrlichen Methoden noch einige Einzelheiten verbessern oder sie in ihrer Radikalität noch erweitern — für
die vaginale Methode gilt das besonders von S t o e c k e l
und von A m r e i c h —, aber ganz im Geiste und nach
dem Wesen B i l l r o t h s, des Begründers des „heroischen
Zeitalters" der operativen Gynäkologie, war die so segens-
reiche Radikaloperation des Uteruskarzinoms in ebenso
kühner wie wissenschaftlich exakt vorbereiteter und er-
arbeiteter Weise zur e n d g ü l t i g e n T a t geworden. Sie
gewährt heute bei dem so häufigen Gebärmutterkrebs —
neben dem Magenkrebs der häufigste — dauernde Heilung
von 60%, bei günstigen Fällen 80 bis an 100% der
noch operablen Fälle mit immer noch sinkender pri-
märer Mortalität, die in besonders glücklicher Hand unter
2% liegt.

Und neben diesen beiden königlichen Operationen
stehen heute zahllose Eingriffe im Gebiete der Chirurgie
des weiblichen Genitales, alltäglich von einer großen Zahl
von tüchtigen Gynäkologen mit Sicherheit ausgeführt. Wahr-
lich, hier trifft das Wort zu, das C h r o b a k seinem großen
Freunde B i l l r o t h in das offene Grab nachgerufen hat:

„Daß sich das größte Werk vollende,
Genügt e i n Geist für tausend Hände."

Die Entwicklung der Kieferchirurgie

Von

Professor Dr. **O. Hofer**

Berlin

Mit 20 Abbildungen

M. D. u. H.! Zu den größten epochalen Leistungen in der Chirurgie der vergangenen Zeitperiode gehört zweifellos neben der eiterlosen Wundbehandlung die Einführung der allgemeinen und örtlichen Schmerzbetäubung. Durch diese Neuerungen aber wurde die Chirurgie in ihrem Wesen geändert und bekam ein verändertes Gesicht. War sie früher im allgemeinen nur wenigen, technisch besonders begabten, entschlußfreudigen Persönlichkeiten vorbehalten, wurde sie durch diese neuen Forschungen Gemeingut aller Aerzte. In zwangsläufiger Entwicklung aber haben sich dadurch mit dem zunehmenden Maße der Erkenntnisse und der technischen Hilfsmittel einzelne Teilgebiete von der Mutter Chirurgie abgetrennt, oder es haben schon bestehende Sonderfächer die chirurgischen Belange ihres Gebietes in ihren Arbeitsbereich aufgenommen. Dazu kam, daß teils in diagnostischer Hinsicht oft wertvolle Hilfsmittel vorhanden waren, die die Spezialisten befähigten, die Erkennung bestimmter Krankheiten zu fördern, teils führten auch die genauen Kenntnisse ihres Teilgebietes dazu, die unvermeidlichen Folgen notwendiger operativer Maßnahmen in funktioneller und kosmetischer Hinsicht für den Patienten zu lindern und zum Gesamterfolg wertvolle Beiträge zu leisten. So muß die Spezialisierung nicht als ein Uebergriff auf die Chirurgie aufgefaßt werden, sondern ist im Zuge der Entwicklung eine zwangsläufige Folge, die vielen Kranken unleugbar große Vorteile gebracht hat. Dem werdenden Arzt aber die großen Linien in der Heilkunde zu bewahren und ihm diese nicht aus der Perspektive einzelner kleiner Spezialfächer zu zeigen, kann bei sorgfältiger Erwägung und Einteilung des Studienplanes zielbewußt verhindert werden.

Wenn ich im folgenden zeigen soll, wie sich als eines der jüngsten Fächer die Zahnheilkunde zur Kiefer-

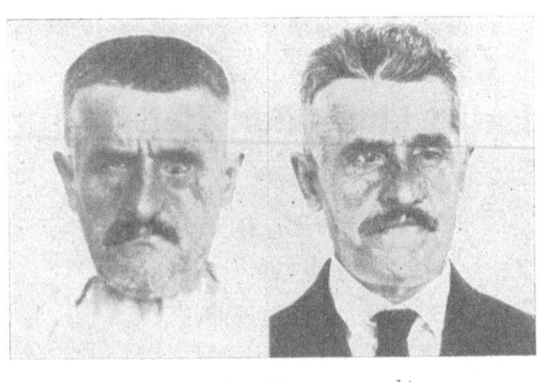

a)   b)

Abb. 1. a) Linksseitige Oberkieferresektion wegen Ca. maxillae ohne Immediat- und Dauerprothese. b) Derselbe Fall nach Lösung der fixierenden Narben und Einlegen einer Oberkieferresektionsprothese

heilkunde entwickelt hat, so muß hier die Einführung der örtlichen Betäubung ganz besonders hervorgehoben werden. Die Anästhesierung des Trigeminusgebietes ist heute zu einer Vollkommenheit ausgebaut, die es tatsächlich ermöglicht, auch die größten Eingriffe im Mund- und Kieferbereich unter völliger Schmerzausschaltung auszuführen. Um ihren Ausbau haben sich Chirurgen, Zahnärzte und Hals-, Nasen- und Ohrenärzte mit Erfolg bemüht. Die Namen v. Braun, Haertel, Payr, Bockenheimer, Schlösser, Offerhaus, Harris, Matas, Fischer, Sicher, Killian und andere mehr geben dafür ein beredtes Zeugnis.

Die operative Technik der Oberkieferresektion hat sich in den letzten 50 Jahren nicht grundlegend verändert. Sie geht auf Gensuhl, Textor und Lizars zurück und wurde bezüglich der Schnittführung von N e l a t o n, V e l - p e a u, W e b e r und D i e f f e n b a c h modifiziert. Seit Einführung der Narkose stieg die postoperative Mortalität gewaltig an. Vergleicht man die Zahlen in der Zeit der Ausführung solcher Eingriffe in allgemeiner Betäubung und nach Einführung der örtlichen Schmerzausschaltung, wird der Unterschied klar ersichtlich. Während sie bei Anwendung der Narkose 32% betrug und die Todesursache meist

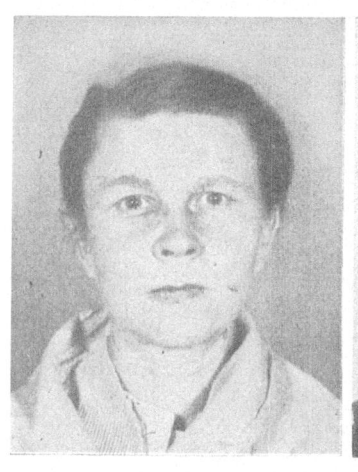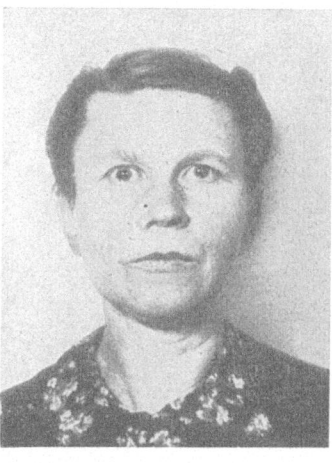

a)   b)

Abb. 2.   a) Rechtseitiges Oberkiefersarkom vor der Operation. b) Derselbe Fall etwa 3 Jahre nach durchgeführter totaler rechtseitiger Oberkieferresektion mit definitiver Resektionsprothese.

auf Aspirationspneumonie zurückzuführen war, sank sie nach Anwendung der Anästhesie auf 9% herab. Versuche, die Ergebnisse der Oberkieferresektion in Narkose zu verbessern, führten zur Anwendung der T r e n d e - l e n b u r g schen Tamponkanüle, der Operation am hängenden Kopf, den Wiederverzicht auf die Narkose, der prophylaktischen Karotisunterbindung und der K u h n schen Intubationsnarkose. Heute fast allgemein angewandt, ist auch hier die lokale und Leitungsanästhesie des Trigeminusgebietes geworden. Einen wesentlichen Fortschritt stellt jedoch bei der Oberkieferresektion die Einführung der chirurgischen Prothese dar. Sie wurde bereits 1889 von C l a u d e - M a r t i n zur Anwendung gebracht, aber lange Zeit von vielen Chirurgen abgelehnt. Meist wurden solche Prothesen erst nach abgeschlossener Wundheilung angefertigt. Es

ist die Erkenntnis der letzten Jahre, daß die Immediatprothese wertvolle Dienste für die Zeit bei und nach
dem operativen Eingriff leistet, daß sie die Wundhöhle
gegen den Mund abschließt, dem Patienten die Nahrungsaufnahme erleichtert, die Sprache verbessert, die
äußere Entstellung verhindert und die endgültige Narben-

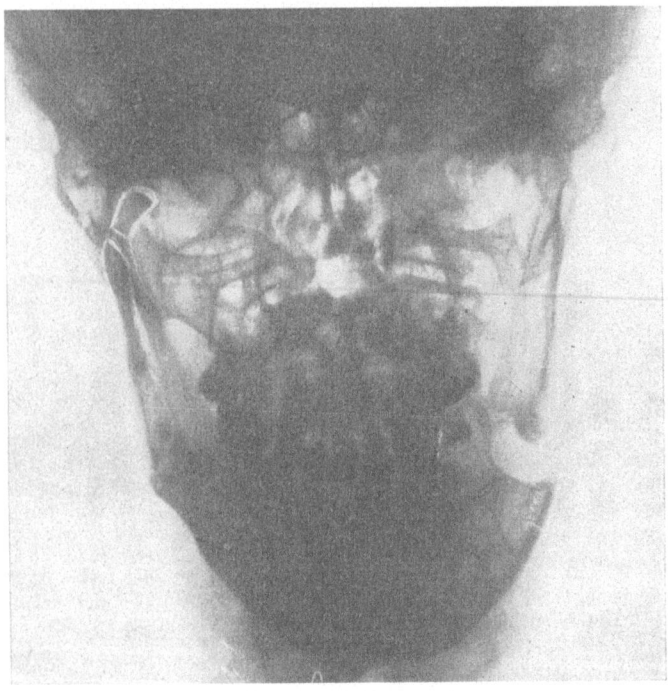

Abb. 3. Pseudarthrose des l. Unterkiefers als Unfallsfolge in einem
Fall von gleichzeitiger Progenie. Im ersten Operationsakt wurde der
rechte aufsteigende Unterkieferast durchtrennt und der Unterkiefer
nach rückwärts verschoben

bildung in dem Sinne beeinflußt, wie es die inzwischen
hergestellte Definitivprothese zuläßt. Diese definitive Prothese ermöglicht auch jederzeit eine genaue Kontrolle des
abgeheilten Operationsgebietes, so daß ein etwa eintretender
Rückfall in dem meist wegen bösartiger Geschwülste und
Entfernung des Oberkiefers überbleibenden Hohlraum jederzeit frühzeitig erkannt und durch Gegenmaßnahmen beeinflußt werden kann (Abb. 1 u. 2). Es muß in diesem Zusam-

menhang betont werden, daß gerade auf Wiener Boden die technische Ausarbeitung der Prothetik bei und nach der Oberkieferresektion einen Höhepunkt erreicht hat, der wohl auch in der Zukunft kaum wesentlich gesteigert werden kann. Der derzeitige Leiter der Wiener Kieferstation, Hans P i c h l e r, hat die Immediatprothese für die primäre Epi-

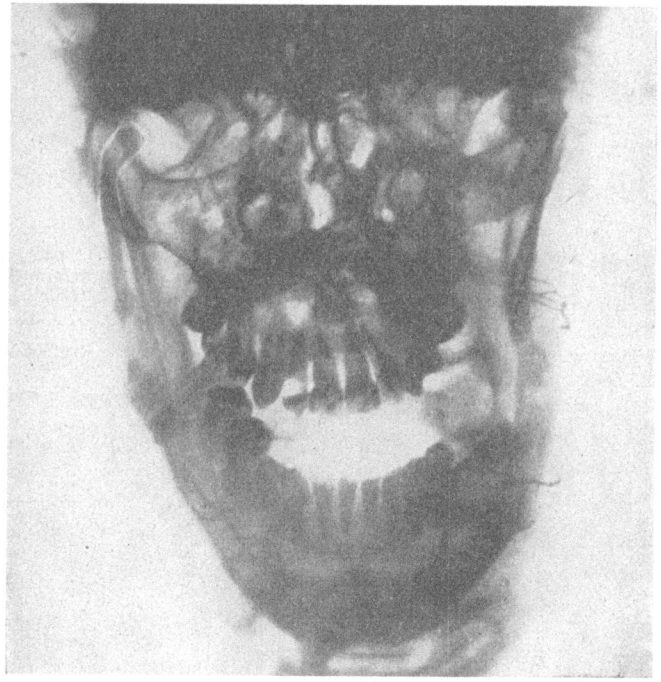

Abb. 4. Im zweiten Operationsakt wurde die Stelle der Pseud-arthröse durch eine freie Knochenplastik überbrückt. Das Trans-plantat 1 Jahr nach der Einpflanzung

thelisierung der Wundhöhle nach Oberkieferresektion be-nutzt und damit auch auf chirurgischem Gebiet eine wert-volle Bereicherung hinzugefügt.

Resektionen des Unterkiefers mit Unterbrechung der Kieferkontinuität wurden von D e a d e r i c h und D u -p u y t r e n erstmalig vorgenommen. Exartikulationen wur-den einseitig von P a l m und G r a e f e, die Totalexstir-pation des Unterkiefers von S i g n o r i n i 1843 ausgeführt.

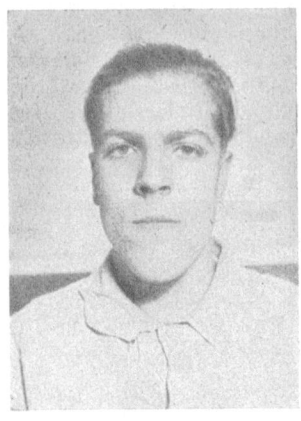 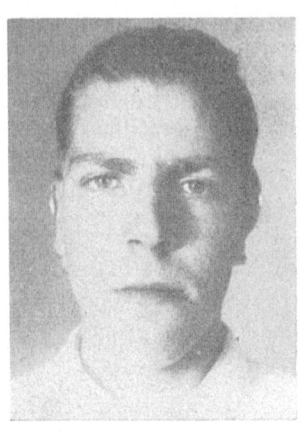

Abb. 5. Ansicht des Patienten vor der schiefen Durchtrennung der beiden aufsteigenden Unterkieferäste

Abb. 6. Ansicht des Patienten nach der schiefen Durchtrennung der beiden aufsteigenden Unterkieferäste

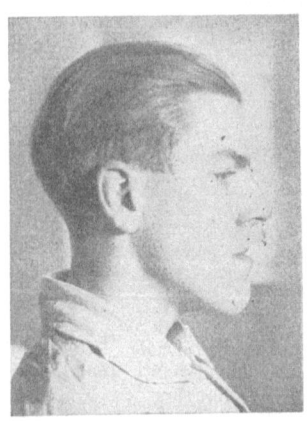 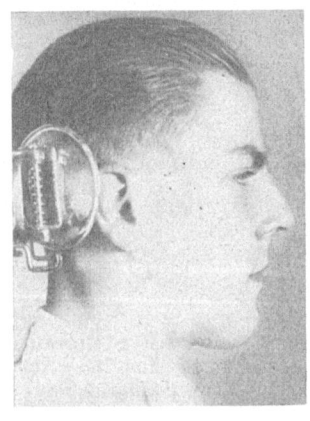

Abb. 7. Seitenansicht vor dem Eingriff

Abb. 8. Seitenansicht nach dem Eingriff

Abb. 5 bis 8. Operation des offenen Bisses und Progenie

Nachdem Claude-Martin auch hier für die Immediatprothese eintrat, bei der nicht nur die Abweichung des Reststumpfes, sondern auch der verlorengegangene Knochen durch die Prothese als Unterlage ersetzt wurde, wur-

den lange Zeit nur sogenannte Resektionsverbände angewandt und von S a u e r und H a h l technisch verbessert.
Versuche, Prothesen in den entstandenen Defekt zur Einheilung zu bringen, stammen von G l ü c k, K ö n i g und
R o l l o f, schließlich auch von K l e i n s c h m i d t. Sofern
Erfolge mit dieser Methode verbunden waren, waren diese
teils nur von kürzerer Dauer und betrafen nur solche aus-
gewählte Fälle, in denen die Mundschleimhaut bereits völlig
geschlossen war. Eine praktische Bedeutung haben diese
Versuche bis heute nicht erlangt. Um den Ausbau der

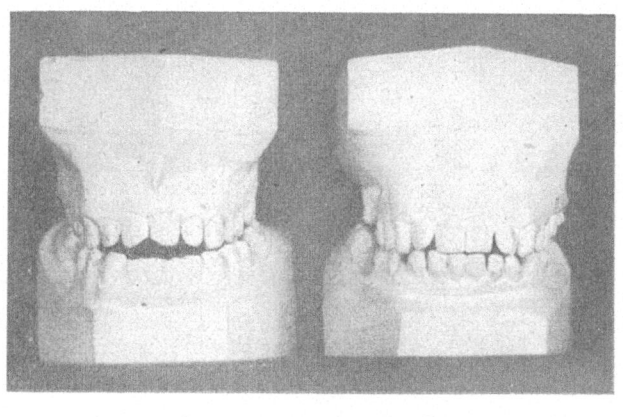

a)   b)

Abb. 9. Offener Biß und Progenie. a) Vor und b) nach chirurgischer
Behandlung

Immediat- und Dauerprothese nach Unterkieferresektionen
hat sich S c h r ö d e r in Berlin große Verdienste erworben.
Aehnlich wie bei der Oberkieferresektion kann auch die
Immediatprothese zur primären Epithelisierung des Weich-
teilbettes nach Exstirpation maligner Tumoren des Unterkiefers Anwendung finden.

Der technische Ausbau der Resektionsprothetik mußte
zwangsläufig sich auch auf die bei Kieferfrakturen anzu-
wendenden Apparate ausdehnen und haben insbesondere
bei den Defektfrakturen, wie sie im jetzigen und im vergangenen Weltkrieg so häufig entstanden sind, Hervor-
ragendes geleistet.

Trotz der großen Bedeutung, die der chirurgischen
Prothese nach Resektionen der Kiefer zukommt, war es
aus vielen Gründen ein begreifliches Bestreben, Defekte
im Unterkiefer durch Einpflanzung lebenden Knochens

dauernd zu überbrücken. War die Bedeutung einer solchen Operation bei der wegen bösartiger Geschwülste unterbrochenen Kontinuität meist nicht so dringlich, so hatte dieselbe bei den nur bindegewebig verheilten Unterkieferbrüchen des Friedens und des Krieges ganz besondere Bedeutung. Abgesehen davon, daß nach eingeheilter Kno-

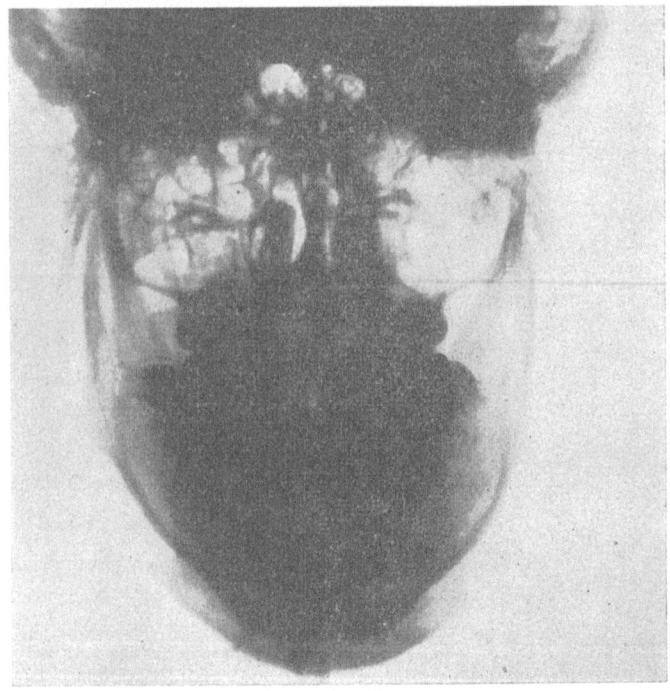

Abb. 10. Offener Biß und Progenie. Die beiden aufsteigenden Unterkieferäste wurden unterhalb des Gelenkes durchtrennt

chenüberpflanzung sich die Kaufunktion wesentlich bessern ließ, besteht bei den durch Prothesen überbrückten Pseudarthrosen immer die Gefahr, daß die an den natürlichen Zähnen verankerten Verbände diese so stark beanspruchen, daß sie sich vorzeitig lockern und ausfallen. Im Zuge dieser Entwicklung aber tritt dann später der gewaltige Nachteil ein, daß ein solcher Stützverband nach Verlust der Klammerzähne wirkungslos wird und die Kaufähigkeit weiter abnimmt. Anfangs verpflanzte man gestielte Knochen-

lappen aus der weiteren Umgebung des Unterkiefers. 1891
hat B a r d e n h e u e r einen Hautknochenlappen aus dem
Stirnbein, ein Jahr später W ö l f l e r einen solchen aus
dem Schlüsselbein in einen Unterkieferdefekt verpflanzt.
Da diese Versuche keine befriedigenden Ergebnisse erzielten,
hat B a r d e n h e u e r einen kleineren Defekt im Kiefer-

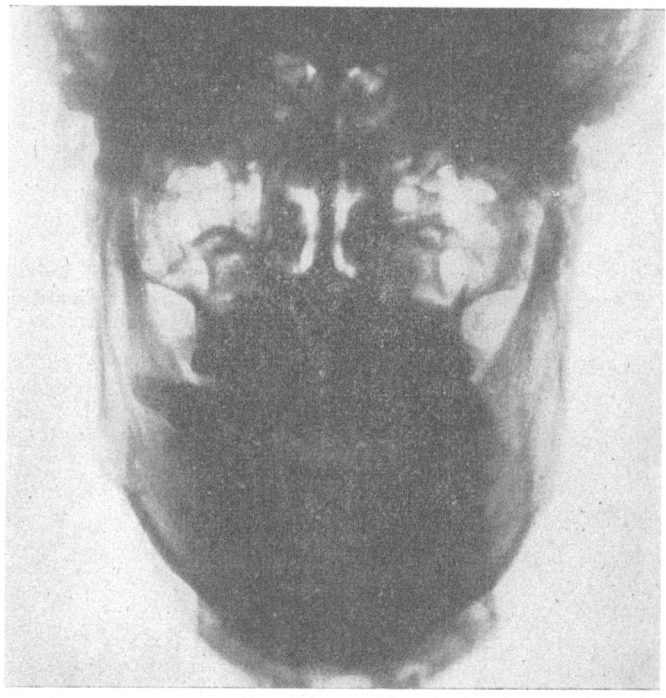

Abb. 11. Derselbe Fall 3 Jahre später. Die beiderseitigen operativen
Frakturen sind nicht mehr nachweisbar

winkel durch einen aus der Nachbarschaft gewonnenen,
raupenförmigen Haut-Muskel-Knochenlappen überbrückt, der
auch zu einer guten Vereinigung zwischen den den Defekt
begrenzenden Knochenstümpfen führte.

1904 hat K r a u s e auch größere Defekte im Unterkiefer mit diesem Verfahren gedeckt. P i c h l e r in Wien
hat die Methode im letzten Weltkrieg insofern modifiziert,
als er den Hautstiel wegließ und den aus dem Kinnbereich
entnommenen, an der Mundöffnungsmuskulatur gestielten

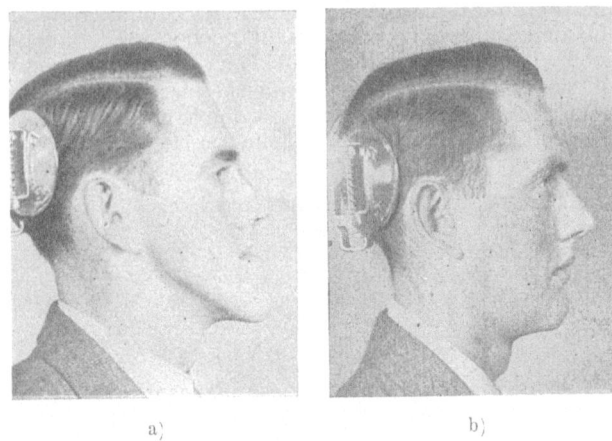

Abb. 12. a) Hochgradige Progenie des Unterkiefers. b) Derselbe
Fall nach beiderseitiger horizontaler Durchtrennung der aufsteigenden
Unterkieferäste und Rückschiebung des Unterkiefers

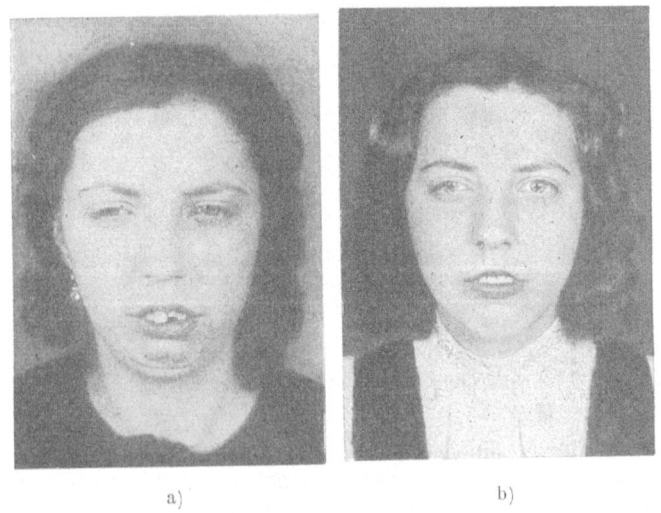

Abb. 13. a) Mikrogenie, Anfangsbild. b) Ergebnis der orthopädisch-
chirurgischen Behandlung

Knochenlappen in den Defekt verpflanzt hat. An einer großen Zahl von Transplantationen hat er damit bei den Schußverletzungen der Kiefer große Erfolge erzielt.

Die freie Transplantation wurde erstmalig von Sykoff 1900 ausgeführt. Er transplantierte ein freies Transplantat aus dem Unterkiefer der einen Seite in einen Defekt der anderen Seite hinein und äußerte die Absicht, in Zukunft ein periostbedecktes Rippenstück zu wählen. Ihm folgten v. Hacker, Lexer, Payr und Thielmann, und 1910

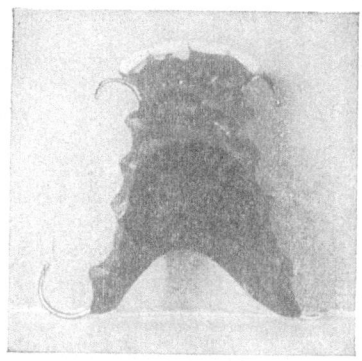

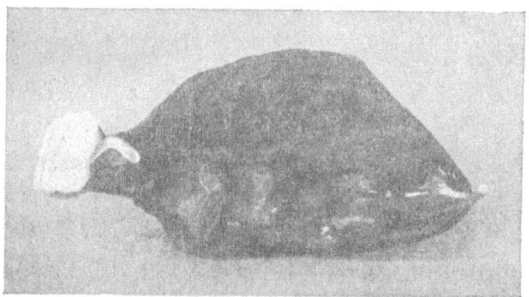

Abb. 14. Der prothetisch-orthopädische Apparat

hat Enderlen den Vorschlag Sykoffs, ein periostbedecktes Rippenstück zu verpflanzen, mit Erfolg durchgeführt. Die große Zahl von Schußverletzungen des vergangenen und gegenwärtigen Krieges haben auch die freie Transplantation durch eine große Anzahl beachtlicher Erfolge bereichert. Wenn Eiselsberg in seinen Erinnerungen verzeichnet, daß es für ihn seinerzeit ein ungeheurer Eindruck war, daß ein solches Transplantat eingeheilt ist, so muß gesagt werden, daß diese Operation und ihr Erfolg heute schon fast zu den Selbstverständlichkeiten gehören.

Um die Gesetze der Einheilung solcher freier Knochen-
transplantate hat sich A x h a u s e n große Verdienste erworben (Abb. 3 u. 4). Es besteht kein Zweifel, daß die
freie Transplantation trotz durchschnittlich glänzender Resultate fallweise Mißerfolge bringt, die meist auf Störungen der Einheilung durch Infektion zurückzuführen sind.
Die Nähe der Mundhöhle und die Gefahr, dieselbe bei der
Operation ungewollt, wenn auch vorübergehend, zu er-

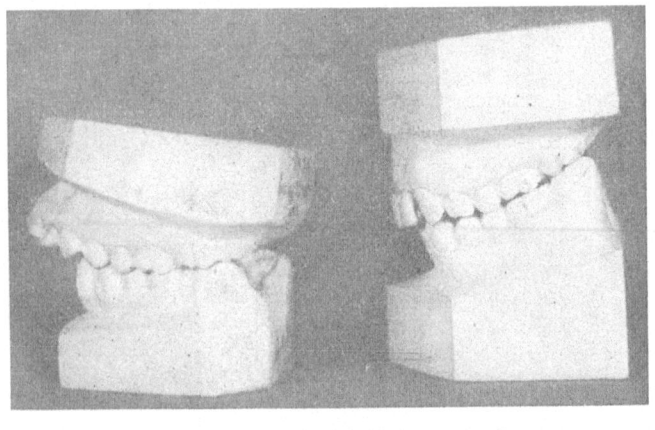

a)   b)

Abb. 15. a) Seitenansicht der Zahnreihen der Patientin vor der
orthopädisch-chirurgischen Behandlung. b) Seitenansicht nach dem
fixierten Vorschub des Unterkiefers durch prothetisch-orthopädische
Behandlung

öffnen, läßt manchen Mißerfolg der freien Transplantation
erklären. In diesem Punkte ist die gestielte Knochenplastik
sicherer und aussichtsreicher, weil das gestielte ernährte
Transplantat auch resistenter gegen Infektionen ist. Um
auch hier die Aussichten einer freien Knochenverpflanzung
zu verbessern, haben L i m b e r g und A x h a u s e n die
sogenannte Knochenvorpflanzung durchgeführt. Ein freies
Beckenkamm- oder Schienbeintransplantat wird zunächst
unter der Halshaut zur Einheilung gebracht und einige Wochen später mit den umgebenden Weichteilen in den bestehenden Unterkieferdefekt eingekeilt. So kann auch diese
Plastik in Fällen Anwendung finden, wo die Mundhöhle bei
der Operation vorübergehend eröffnet wurde.
    Die Verbesserung an Fehlbildungen angeborener und
erworbener Art am Ober- und Unterkiefer auf chirurgi-

schem Wege hat in den letzten Jahren eine große Vollkommenheit erlangt. Die Behebung solcher Fehlbildungen

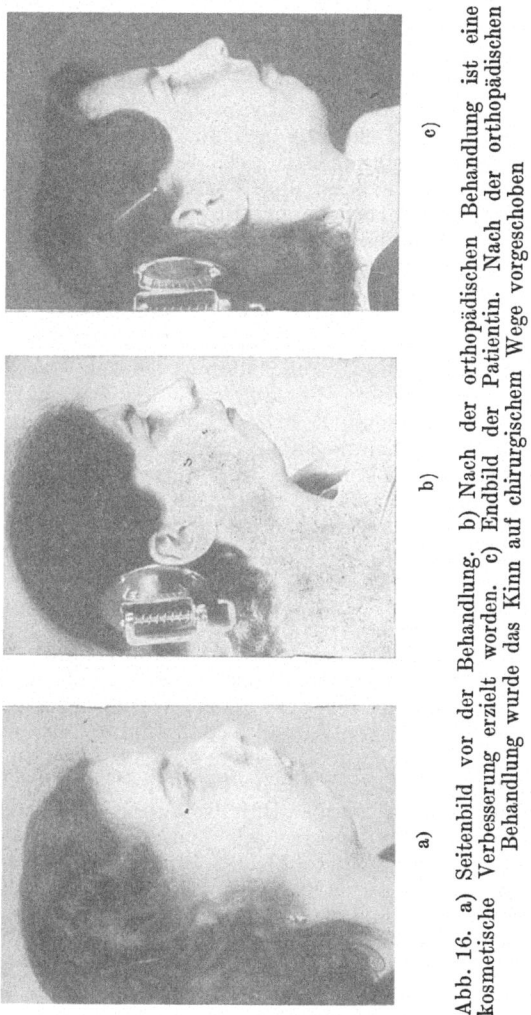

Abb. 16. a) Seitenbild vor der Behandlung. b) Nach der orthopädischen Behandlung. b) Nach der orthopädischen Behandlung ist eine kosmetische Verbesserung erzielt worden. c) Endbild der Patientin. Nach der orthopädischen Behandlung wurde das Kinn auf chirurgischem Wege vorgeschoben

ist nicht allein vom kosmetischen Standpunkt aus wünschenswert, sondern ist im wesentlichen von der Wiederherstellung und Verbesserung der Kaufähigkeit diktiert.
Orthodontische Apparate haben durch ihre Einwirkung auf

Zahn- und Kieferknochen oft Beachtliches erreicht. Doch bleiben die Erfolge spärlich, sofern diese Fehlbildungen ein bedeutendes Ausmaß angenommen oder ihre Behandlung erst spät nach Abschluß des Knochenwachstums eingesetzt hat.

Die Ueberentwicklung des Unterkiefers, die Progenie, hat sich als eine den orthopädischen Maßnahmen häufig sehr resistente Fehlbildung erwiesen, so daß man relativ frühzeitig an ihre Behebung schritt. Angle und später Pichler haben durch Exzision eines Knochenstückes aus dem horizontalen Kieferast eine Verkleinerung und Verkürzung des Unterkieferbogens erzielt. Günstigere Aussichten ergaben im allgemeinen Operationen im Bereiche des aufsteigenden Unterkieferastes, weil dabei die Eröffnung der Mundhöhle und die nachträgliche Infektion mit Sicherheit vermieden werden konnte. Nach Angle haben Bruhn und Lindemann dieser Operation eine gewisse Popularität verschafft. Die Durchtrennungsrichtung wurde von den genannten Autoren im aufsteigenden Ast horizontal vorgenommen, während Perthes und Schlößmann dieselbe in vertikaler Richtung ausgeführt haben (Abb. 5 bis 12). Auch die Unterentwicklung des Unterkiefers, die sogenannte Mikrogenie, kann ebenfalls chirurgisch mit guter Aussicht auf Erfolg behandelt werden. Zwar stellt diese Fehlbildung und ihre Behandlung durch orthopädische Maßnahmen das leichtere Problem dar, doch läßt der exzessive Grad häufig den chirurgischen Weg als den kürzeren und aussichtsreicheren erscheinen. Bruhn und Lindemann haben den horizontalen Kieferast nach Entfernung eines Zahnes an beiden Unterkieferseiten durchtrennt, durch eine Extensionszange das Mittelstück nach vorne gezogen und längere Zeit später nach Abschluß der Mundhöhle und Eintritt aseptischer Verhältnisse beiderseits eine freie Knochenplastik durchgeführt. Eiselsberg und Pichler bevorzugten die treppenflörmige Durchtrennung und Lindemann hat später die horizontale Durchtrennung des aufsteigenden Astes und Vorschub des Unterkiefers in der der Progenie umgekehrten Art und Weise durchgeführt. Die Vielseitigkeit der einzelnen Fehlbildungen hat auch hier verschiedene Einzelverfahren herausgearbeitet, die fallweise zweckmäßig Anwendung finden. Auch die Verbindung orthopädischer und chirurgischer Behandlung hat sich in einzelnen Fällen bewährt.

Der im Bild dargestellte Fall zeigt eine hochgradige Mikrogenie mit gleichzeitiger Protrusion der oberen Frontzähne. Nach Entfernung der vier unregelmäßig stehenden Frontzähne wurden diese durch einen prothetisch-orthopädischen Apparat ersetzt, der neben dem Zahnersatz den Unterkiefer zwang, dauernd in Vorbißstellung zu verharren. Nach 8 Monaten war durch Umbau im Kiefergelenk ein Vorschub des Unterkiefers um eine Zahnbreite auf beiden Seiten erreicht. Um das fliehende Kinn weiter vorzu-

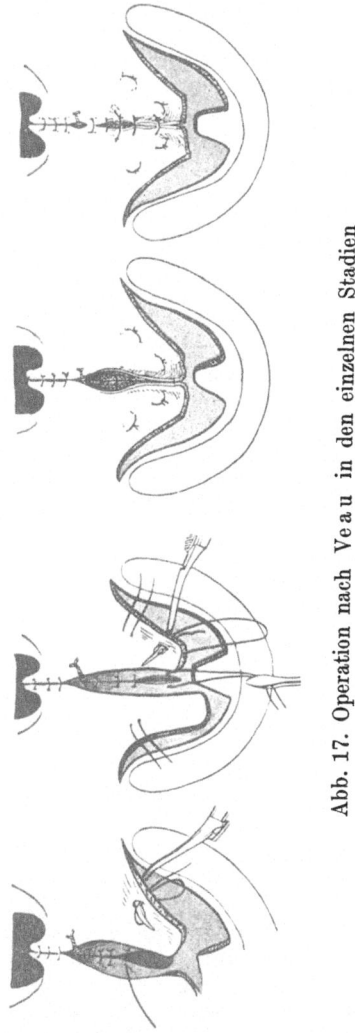

Abb. 17. Operation nach Ve a u in den einzelnen Stadien

bringen, wurde nach einem von mir angegebenen Verfahren der untere Kinnrand abgetrennt und in vorgeschobener Stellung am Unterkiefer durch Drahtnähte fixiert. Die beigegebenen Bilder zeigen den Fall in den verschiedenen Stadien (Abb. 13—16).

Ein besonderes Gebiet kieferchirurgischer Betätigung stellt der plastische Verschluß angeborener Spaltbildungen dar. Ihre Deckung ist mit den Namen G r a e f e, D i e f f e n - b a c h und L a n g e n b e c k innig verbunden. Zu dieser

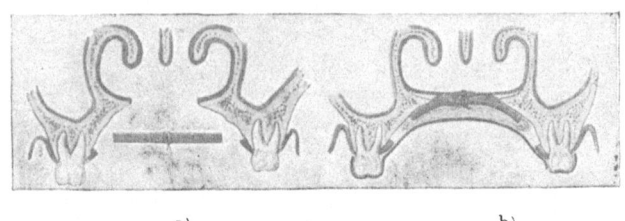

a)   b)

Abb. 18. a) Operation nach v. L a n g e n b e c k. b) Operation nach v. L a n g e n b e c k - A x h a u s e n - E r n s t

hat Theodor B i l l r o t h noch die Durchmeißelung des Griffels des Flügelfortsatzes vom Keilbein hinzugefügt, ein Eingriff, der sich bis heute noch als wertvolles Mittel auch neuerer Methoden der Gaumenplastik erhalten hat. Die Schaffung der sogenannten L a n g e n b e c k schen Gaumenplastik bedeutete einen großen Fortschritt für die Hilfe

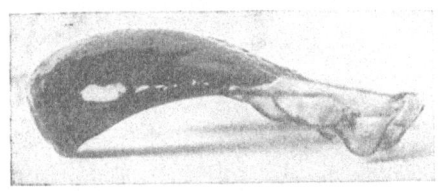

Abb. 19. Der prothetische Apparat zur Vermeidung der übermäßigen Gaumensenkung

der unglücklichen Gaumenspaltenträger. Leider blieben die vollen Erfolge der Gaumenplastik nach dem L a n g e n - b e c k schen Verfahren vielfach aus. Sowohl bezüglich der Heilung waren die Mißerfolge häufig groß, aber auch die geheilten Fälle brachten sprachtechnisch meist nicht den gewünschten Erfolg. Aenderungen und Verbesserungen, die im Laufe der Jahre geschaffen wurden und mit den Namen v. G a n z e r, E r n s t, L i m b e r g, H a l l e und K i r s c h n e r verknüpft sind, brachten einen Fortschritt. Es ist das Verdienst des französischen Chirurgen V e a u, die gesamten Mängel der L a n g e n b e c k schen Operation aufgezeigt und Wege zu ihrer Verbesserung gefunden zu haben. Die durch

die L a n g e n b e c k sche Brückenlappenplastik geschaffene
ausgedehnte nasale Wundfläche und das Absinken der
Brückenlappen waren die Ursache für die relativ schlech-

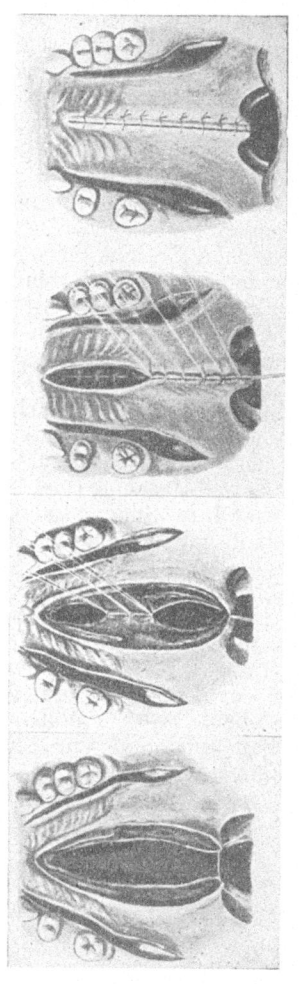

Abb. 20. Gaumenplastik nach v. L a n g e n b e c k - A x h a u s e n - E r n s t in den verschiedenen Stadien

ten Primärheilungen, die starken nachträglichen Schrump-
fungen Ursache für den kurzen Gaumen und das schlechte
Sprachresultat. Durch Mobilisierung und exakte Naht des
nasalen Blattes wurde hier eine Wundfläche vermieden,

durch Bildung einseitig gestielter Gaumenlappen die übermäßig starke Senkung des Gaumenüberzuges verhindert (Abb. 17). A x h a u s e n hat die Einwände, die V e a u gegen die L a n g e n b e c k sche Methode gemacht hat, voll anerkannt und seinerseits den Versuch gemacht, so zu modifizieren, daß ihre Nachteile vermieden werden. Auch er legt entscheidendes Gewicht auf die exakte Naht des nasalen Blattes und vermeidet das Absinken der Brückenlappen durch prothetische Maßnahmen im Zuge der Nachbehandlung. Noch ist die Zeit zu kurz, um zu entscheiden, welchem der beiden Verfahren die Siegespalme zufallen wird (Abb. 18 bis 20). Die Schwierigkeit liegt vor allem darin, daß wir objektiv noch keine Methode besitzen, die Qualität der Sprache und ihre Fehler vergleichsweise zu beurteilen.

Auch bei entzündlichen Erkrankungen der Kiefer und der Gesichtsweichteile hat sich die Verbindung von Chirurgie und Zahnheilkunde aufs beste bewährt. Diese häufigen Erkrankungen stehen mit dem Zahnsystem in innigem Zusammenhang. Das Verständnis für das Krankheitsgeschehen und das therapeutische Vorgehen wird gerade durch die genaue Kenntnis der Zahnheilkunde in entscheidender Weise gefördert.

Bei der Kürze der zur Verfügung stehenden Zeit konnte bei weitem das Arbeitsgebiet der Kieferheilkunde nicht erschöpft werden. Ihre Sonderstellung als eigenes Spezialfach in der Medizin hat sie sich durch die innige Verbundenheit von Zahnheilkunde und Chirurgie gesichert, wobei beiden Teilgebieten eine gleichwertige Bedeutung zukommt. Welchen der beiden Bestandteile der größere Einfluß zu dem künftigen Fortschritt zukommen wird, bleibt dahingestellt. Möge ihre Entwicklung auch durch alle anderen Fächer der Heilkunde unterstützt werden. Dann muß auf dieser heute schon soliden Grundfeste in Zukunft ein stolzer Bau entstehen, zur Ehre der medizinischen Wissenschaft und zum Nutzen der hilfesuchenden Kranken.

Ueber das Lehren und Lernen in der Chirurgie

Von

Professor Dr. **A. Winkelbauer**

Graz

Eine kulturhistorische Studie nennt B i l l r o t h die im Jahre 1876 erschienene Veröffentlichung „Ueber das Lehren und Lernen der medicinischen Wissenschaften an den Universitäten der deutschen Nation"; diese Arbeit hat sich, wie er bemerkt, „leider zu einem Buch ausgewachsen", denn der Stoff wuchs ihm unversehens unter den Händen, als sich immer neue Gesichtspunkte ergaben.

Das Buch ist gegliedert in einen Ueberblick über die historische Entwicklung der medizinischen Fakultäten und des Unterrichtes in den einzelnen Fächern, bringt die damaligen Methoden des Unterrichtes, erörtert Lehr- und Lernfreiheit und behandelt weiter das Thema über Schüler und Arzt, Vorbildung des ärztlichen Standes, Stellung des Lehrkörpers der Medizinischen Fakultät usw. So interessant jedes einzelne der Kapitel als kulturhistorisches Dokument auch ist, hier müssen wir uns auf die Frage des Lehrens und Lernens in der Medizin und vor allem in der Chirurgie beschränken, wobei natürlich gelegentlich Streiflichter auf die übrigen Abschnitte notwendig werden. Das Reizvolle des Studiums von B i l l r o t h s Buch ist vor allem darin gelegen, die damaligen Verhältnisse mit unseren heutigen in Parallele zu stellen und zu sehen, ob und wie weit sich die Prinzipien des Unterrichtes in der Chirurgie unter der auch in B i l l r o t h s Buch bereits fühlbaren Anhäufung von politischen und sozialen Konflikten und dem Wandel der Zeit entsprechend verschoben haben.

Es ist für uns heute nicht leicht, sich in die Zeit der Entstehung dieses Buches ganz hineinzudenken, in eine Zeit, in der eine geradezu sprunghafte Entwicklung der medizinischen Wissenschaften einsetzte, von einem Ausmaß, daß es kaum vorstellbar ist, welche entscheidenden Veränderungen dadurch für den ganzen Aufbau des Lehrsystems, der Studien- und der Prüfungsordnung fortlaufend notwendig wurden. Im 5. Jahrzehnt des 19. Jahrhunderts muß z. B. die pathologische Anatomie, im 6. und 7. auch die Physiologie zum selbständigen Fach gestaltet werden, da die Fülle des Neuen den alten Rahmen gewaltsam sprengt.

Zu bewältigen war aber nicht nur der Aufbau der einzelnen neuen, sich ständig entwickelnden Fächer, sondern es mußten auch die Aufgaben der einzelnen Institute und Kliniken gegenseitig umgrenzt werden.

Daß die Geburt jeder neuen Studien- und Prüfungsordnung mit Schmerzen einhergeht, ist eine auch uns nicht unbekannte Tatsache, und an Kritiken und den mannigfachsten Vorschlägen hat es auch damals nicht gefehlt.

Hier wendet sich nun B i l l r o t h gegen jene Kritiken, die das Kind mit dem Bade ausschütten und gegen die bisherigen deutschen Unterrichtsmethoden überhaupt auftreten. „Es ist doch eine höchst auffallende Sache, daß wir in Deutschland, wo der beste klinische Unterricht erteilt und von anderen Nationen bewundert wird, die Resultate unserer Lehrtätigkeit am wenigsten schätzen. Es ist mit dem ganzen Schulwesen nicht anders. Ganz Europa sagt, Deutschland verdanke seine politischen Erfolge in den letzten Dezennien wesentlich seinen vortrefflichen Schulen und Universitäten, ja die Tüchtigkeit der Armee und ihre Organisation sei der Hauptsache nach das Resultat der vorzüglichen Schulbildung aller Volksklassen. Spricht man aber mit irgend einem Volksschullehrer, Gymnasiallehrer und Universitätslehrer, so wird man von so vielen Gebrechen hören, daß man eigentlich nicht mehr weiß, was noch Gutes daran ist. Das ist in Preußen so wie in Oesterreich, in Oesterreich wie in Bayern, überall gleich, wo Deutsche zusammenleben. Der Grund für diesen Zustand oder vielmehr für diese Stimmung liegt gewiß in dem deutschen Nationalcharakter."

B i l l r o t h betont immer wieder die naturwissenschaftliche Grundlage, auf der das moderne Medizinstudium zu erfolgen habe, etwas, was uns heute so selbstverständlich ist, was aber für die damalige Zeit zu betonen notwendig

war. Die gigantische Entwicklung der Chemie, der Physik
wird bereits vorausblickend gesehen und dementsprechend
der Einbau dieser Wissenschaften in das Medizinstudium
mit aller Schärfe gefordert.

Nach einer historischen Exkursion über die Art des
medizinischen Unterrichtes im Mittelalter, der vorwiegend
aus dem theoretischen Kathedervortrag aus den festge-
legten Lehren des Aristoteles, Hippokrates, Galen, Avicenna
u. a. bestand, wobei das Praktizieren am Krankenbett völlig
in den Hintergrund trat, während gelehrte Disputationen
im Vordergrund standen, geht Billroth auf die entscheidende Aenderung des medizinischen Unterrichtes ein, der
nunmehr auf der naturwissenschaftlichen Erkenntnis basiert und den er an Hand der historischen Entwicklung der
ersten Wiener medizinischen Schule bespricht.

In dieser war der Unterricht am Krankenbett bereits
demonstrativ in dem Sinne, daß der Schüler die prägnan-
ten Krankheitssymptome am Lebenden sehen sollte; der
Kranke war für den Lehrer und für den Schüler identisch
mit einem „vorbereiteten anatomischen Präparat".

Die moderne Medizin hat aber nach Billroth auf
einer noch breiteren Basis zu stehen, sie verlangt eine genaue objektive Untersuchung des Kranken vor dem Studenten zur Fixierung einer anatomischen Diagnose, die sich
mit der symptomatischen Diagnose und deren Aetiologie
zum Bilde eines werdenden, bald so, bald so modifizierten
Krankheitsprozesses gestalten soll.

Das Wesentliche sieht Billroth daher in der Anschauung, im „Schauen" im Goetheschen Sinn. Dieses
Schauen (das „einsam sinnige", wie es Billroth nennt),
ist ihm der Beginn der Forschung (das ϑαυμάζειν der Griechen). Dieses Schauen ist erst das Ergebnis einer vertief-
ten Bildung vor allem auf naturwissenschaftlicher Erkenntnis und Forschung.

Billroth spricht davon, daß es den modernen Geist
der deutschen Universität charakterisiert, daß sie nicht nur
die Stätte der Ueberlieferung des Fertigen, sondern auch
die Stätte der Forschung sein soll, dem Schüler sollen nicht
nur die Objekte des Studiums übergeben werden mit einem
gewaltsam dogmatisierten Abschluß, was Billroth als
die Aufgabe der Akademie bezeichnet, sondern es sollen
ihm die schwachen Stellen des Tradierten zur Kenntnis gebracht werden, und wie hier die Forschung einzusetzen
hat. Der Akademie wird hier die Schule gegenübergestellt.

Daß eine so bedeutende Persönlichkeit wie Billroth,
dem ein langes Wirken als Lehrer in bester Manneskraft
ermöglicht war, der Kristallisationspunkt für eine Schule
werden mußte, ist fast ein zwangsläufiges Geschehen. Die

Bedeutung einer Schule konnte dem scharfen Blick Billroths auch nicht entgehen; einer der schönsten und in geradezu klassischem Stil geschriebenen Abschnitte enthält seine Gedanken und Beobachtungen über die Bildung von Schulen. Wo eigentlich jener Funke liegt, der dem „schulemachenden" Gelehrten innewohnt, das ist nach Billroth ein nicht von der Verstandesseite her lösbares Geheimnis. Es ist auf jenes Mysterium der Sympathie und Antipathie unter den Menschen zurückzuführen, welches sie bei häufigem Verkehr so rasch bindet und scheidet. Voraussetzung ist für den schulemachenden Lehrer das innerlich notwendige Interesse an der Sache, die Unmöglichkeit, die Gedanken darüber zurückzuhalten, der Drang zu lehren und das Bewußtsein, es zu können. Billroth sagt: „Man kann mehr oder weniger objectiv schreiben, doch man kann in den Naturwissenschaften und medicinischen Wissenschaften, wo es keine Collegienhefte, keine Dictate mehr gibt, wo sich alles mit Demonstrationen, Gestaltung von anatomischen, physiologischen und pathologischen Bildern combiniert, nicht mehr objectiv lehren. Der momentan geschaffene Ausdruck des Gedankens, die Art der Darstellung, die Methode des Gedankenganges, das alles trägt einen durchaus subjectiven Charakter." Hier wird die Betonung der Persönlichkeit des Lehrers sichtbar, die Zugkraft, die der echte Lehrer ausübt, wobei nicht das „Was", sondern das „Wie" (ebenso wie in der Kunst) die entscheidende Rolle spielt.

Seiner Erfahrung nach unterscheidet Billroth darunter zwei verschiedene Typen. Der eine Typ besitzt ein hervorragend formell-didaktisches Talent, den materiellen Inhalt faßlich systematisch zu gestalten. Er gibt am liebsten abgeschlossen Fertiges, und dieses in bestem Sinne gefaßte tüchtige Tradieren des vorhandenen Lehrstoffes ist die Basis jeder Schulbildung. Die Gefahr für den Lehrer dieser Kategorie liegt im Erstarren, dem sich aber manche dieser Lehrer durch eine emsige Begeisterung für alles Neue und einen mehr oder minder gewaltsamen Einbau in das eigene System entziehen können. Es sind dies jene Naturen, die, ohne selbst produktiv zu sein, ein eminent rezeptives und reproduktives Talent besitzen, sie haben „den stark leitenden Draht" ohne gerade „starke Batterien" zu sein, wie sich Billroth ausdrückt. Demgegenüber steht der andere Typ, der viel schwerer in Worten faßbar ist, „die starken Batterien", denen etwas Schwärmerisches, zum Universellen Hinneigendes eignet, deren Vortrag wie inspiriert sich anhört, die meist einen Hang zum Künstlerischen zeigen und für den Hörer etwas unüberwindlich Anziehendes, Priesterliches haben.

Hier zitiert B i l l r o t h schließlich neben anderen
Sätzen, die Schüler über ihre Lehrer schrieben, die Worte
von Johannes M ü l l e r über seinen Lehrer R u d o l p h i:
„R u d o l p h i war als Mensch nicht kleiner denn als Ge-
lehrter, integer vitae scelerisque purus. Wer ihn kannte,
mußte ihn lieben und hochachten, und wenn seine offene
Art zuweilen empfindlich machte, so konnte man ihm auf
die Dauer nicht widerstehen. Das erste, was er von den
Menschen verlangte, war Rechtlichkeit, Wahrheit der Gesinnung, Freiheit des Gemüts von allem unedlen Wesen.
In einer unedlen Stimmung würde ich mich scheuen, das
Bild des väterlichen Freundes zu betrachten, und erinnere
ich mich der edelsten Begebnisse meines Lebens, so fällt
mir sogleich R u d o l p h i ein." B i l l r o t h setzt hinzu:
„Was ich hier habe gesperrt drucken lassen, scheint mir
als das Herrlichste, was ein Mensch je von einem Menschen
gesagt hat. Seit ich diese Stelle fand, habe ich sie unzählige
Male gelesen, immer wieder das Buch hervorgeholt und sie
immer wieder gelesen. Sie klingt in mir nach wie ein Motiv
von Beethoven, Schubert, Brahms." Uns, die wir Schüler
E i s e l s b e r g s sind, müssen diese Worte besonders be-
wegen. Denn die gleiche tiefe Verehrung, die Johannes v o n
M ü l l e r für R u d o l p h i hegt, und die B i l l r o t h so er-
greift und dithyrambische Worte finden läßt, brachte E i s e l s-
b e r g sein ganzes Leben lang seinem über alles geliebten
Lehrer entgegen.

In einem anderen Abschnitt befaßt sich B i l l r o t h mit
den Schwierigkeiten, die vor allem in der praktischen Ausbildung des Studenten, und besonders des armen, liegen.
Er sucht diesen Schwierigkeiten unter anderem durch Be-
grenzung der Hörerzahl, also Verteilung auf kleinere Universitäten, zu begegnen. Die Aufstellung und Schaffung von
Universitäten ist eine Budgetfrage, und B i l l r o t h scheut
die Mühe nicht, eine genaue statistische Aufstellung zu machen
über die Kosten der Hochschulen des damaligen Oesterreich,
Preußen usw., und berechnet danach die Auslagen, die die
„Erzeugung" eines Arztes betrugen, wobei sich allerdings
herausstellt, daß gerade die kleinen Universitäten wesentlich
teurere Produzenten sind als die größeren. So kostet der
Arzt in Kiel 8904 Mark, der in Innsbruck 1852 fl., während
Wien im Großbetrieb mit 376 fl. den Arzt viel billiger her-
stellt. Eine recht interessante nationalökonomische Studie!

Daß der Staat als Interessent am Studiengang des
Arztes ein gewisses Mitbestimmungsrecht auch bei der Aufstellung des Studienplanes haben müsse, findet B i l l r o t h
berechtigt.

Eine absolute Lernfreiheit kann nicht bestehen für die-
jenigen, die die Venia practicandi erlangen wollen. Damit

hängt zusammen die Frage der Aufstellung des Lehrplanes, die Festsetzung der notwendigen Stundenzahl für das einzelne Fach und die Regelung der Vorlesungszeiten.

Wenn B i l l r o t h die demonstrative Richtung der neueren Lehrmethode in der Medizin feststellt, wäre es nun freilich verfehlt, anzunehmen, daß es sich hier nur um den einmaligen Durchbruch eines neuen Systems gehandelt hat und damit ein Abschluß eines Prozesses erreicht worden wäre. Wer genauer hinsieht, bemerkt, daß hier eine Bewegung vorliegt, von der nur e i n e Phase in die zweite Hälfte des vorigen Jahrhunderts fällt, während die Bewegung selbst inzwischen weiterläuft. Sie ist nichts anderes als nur e i n Ausdruck für die innere Umgestaltung einer ganzen Epoche, die überall, auch im scheinbar Kleinsten und Nebensächlichsten, bei genauerem Zusehen zu bemerken ist, ebenso wie sie in der rasanten Entwicklung der Naturwissenschaft und Technik am deutlichsten sichtbar wird. Nicht die zufällige Entwicklung dieser Wissenschaften ist dabei die Ursache, sondern diese ist nur die Wirkung der inneren Verlagerung des geistigen Schwerpunktes. Hier näher darauf einzugehen, würde von dem eigentlichen Thema dieser Studie zu weit abführen.

Wir sehen im Lehr- und Lernbetrieb seit B i l l r o t h s Zeit eine weitere Entwicklung in dem schon von B i l l - r o t h skizzierten Sinne. Wenn man es grob fassen will, könnte man von einer Verschiebung von der Akustik gegen die Optik zu sprechen, vom W o r t z u m B i l d. Man braucht nur ein älteres Lehrbuch der Chirurgie aufzuschlagen und einem neueren gegenüberzustellen, um dies deutlich zu empfinden. Das Bestreben, dem Studierenden durch das Wort den Gegenstand nahezubringen, das in manchen älteren Lehrbüchern zu einer bewunderungswürdigen Plastik führt, steht im neueren Lehrbuch nicht mehr an erster Stelle. Hier muß die Abbildung, die Zeichnung, die schematische Skizze einspringen, um die wünschenswerte Rundung des Darzustellenden zu erreichen. In noch viel weiterem Umfange werden aber nunmehr die Photographie und — infolge der Weiterentwicklung der modernen Reproduktionstechnik — die Farbenphotographie herangezogen. Die großen Zeichnungen der Stiche, deren Genauigkeit und künstlerische Darstellungskraft wir in alten anatomischen und chirurgischen Lehrbüchern bewundern, werden immer seltener, und wie schwer heutzutage wirkliche Künstler für medizinische Abbildungen zu finden sind, ist ein offenes Geheimnis. In ganz analoger Weise hat sich auch die Lehrtechnik im Vortrag zum Optischen entwickelt. Durch das Diapositiv, das Episkop, die die hochentwickelte optische Industrie uns heute zur Verfügung stellen, sind dem Vor-

tragenden ganz andere Möglichkeiten in die Hand gegeben,
das Bild g l e i c h z e i t i g zu jedem einzelnen Hörer sprechen zu lassen. Der optische Eindruck gehört heutzutage mit
einer Selbstverständlichkeit zum Vortrag ebenso wie zur
Vorlesung. Diese Forderung ist berechtigt, denn das Audi-
torium ist in den letzten Jahrzehnten immer mehr an den
optischen Eindruck gewöhnt, ja geradezu hierzu erzogen
worden. Hier hat noch mehr als die Photographie das moderne Plakat, das nicht nur im Geschäftsleben, sondern
auch im politischen Leben eine ungeahnte Bedeutung erlangt hat, beigetragen. Man stelle sich einmal vor, was das
moderne Straßenbild mit seinen farbig schreienden Pla-
katen, die, ebenso wie die verschiedenen Auslagen und
Schaufenster, auf Blickfang — manchmal in geradezu raffi-
niertester Weise — berechnet sind, für das in der Stadt (und
heute nicht nur in der Großstadt) erwachsende Kind bedeutet. Erinnern wir uns an die Lichtreklame in Friedens-
zeiten, die schon dem Erwachsenen manchmal so lästig
wurde, und ziehen wir daraus den Schluß, daß zum Er-
wecken der Aufmerksamkeit auch beim Unterricht für eine
in einem solchen Milieu herangewachsene Jugend starke
optische Eindrücke nötig sind, weil sie eben an starke
Reize Zeit ihres Lebens gewöhnt wurde, das Auge seit jeher
überwältigt und auf Blickfang dressiert wurde. In vielleicht
noch verstärktem Maße ist es der Film, der den Menschen
unserer Zeit in die optische Richtung mit Gewalt zwingt
und das Wort in den Hintergrund drängt. Hier tritt als weitere starke Note des Blickfanges zum Bilde die Bewegung.
Wir sehen, daß es sich hier nicht um Zufälligkeiten oder,
wenn Sie mir den Ausdruck erlauben wollen, um „Abfälle"
einer sich steigernden Technik handelt, sondern daß eine
Entwicklung vorliegt, deren Gang zu hemmen völlig nutzlos wäre, so sehr die Nachteile dieser Entwicklung auf der
Hand liegen.

Aus psycho-physiologischen Untersuchungen wissen wir,
daß weitaus die Mehrzahl der Menschen optisch eingestellt
ist und sich der bildlichen Vorstellung, vor allem beim
Lernen, bedient — der „Augenmensch" —, und wir müssen
auch dies in Rechnung stellen. Aus all dem ergibt sich die
Forderung, daß in der Zukunft dem chirurgischen Unterricht in verstärktem, noch weit ausgedehnterem Maße als
bisher alle jene Hilfsmittel in breitester Front zur Verfügung zu stellen sind, die einer vorwiegend optisch ein-
gestellten Epoche die Bewältigung des ständig anwachsen-
den Lehrstoffes erleichtern.

Nicht die Aufsplitterung in immer neue Spezialfächer,
vor der schon B i l l r o t h warnt, kann hier helfen, sondern
die Aufstellung eines einheitlichen medizinischen Welt-

bildes unter Zuhilfenahme aller technischen Möglichkeiten
und Berücksichtigung der Eigenart der Zeitepoche muß das
Ziel sein.

Dabei muß uns klar sein, daß die soeben skizzierte Entwicklung bereits so weit gediehen ist, daß wesentliche
Nachteile damit verbunden sind. Eine direkte Gefahr, die
unserer optisch-mechanistischen Einstellung anhaftet, ist die
Verdrängung der Sprache in eine dienende Rolle. Man kann
diesem Prozeß, der bei oberflächlicher Beobachtung gar
nicht so leicht sichtbar wird, nicht genug Wichtigkeit bei-
legen. Das viele Papier, das beschrieben oder bedruckt
werden muß, erwürgt schließlich jenes Fluidum, das der
Sprache innewohnt. Sie würde aus der geheimnisvollen Ge-
danken- und Gefühlswelt ein glattes Instrument ohne schöpferische Zeugungskraft, wenn nicht rechtzeitig dieser Gefahr vorgebeugt wird. Gerade die deutsche Nation weiß
wie kaum eine zweite, daß die Sprache kostbarstes Gut ist.
Im Erkennen der Gefahr liegt bereits ihre Bekämpfung.
Diese Erkenntnis wird dazu führen, auch in wissenschaftlichen Publikationen der Sprache und dem Stil mehr Beachtung, als dies bisher geschieht, zu schenken.

Einen weiteren Nachteil lassen Sie mich noch kurz
streifen: Man kann nämlich über dem Sehen das „Schauen"
v e r l e r n e n. Wer sich selbst beobachtet, weiß, wie schnell
bei etwas rascherer Bildfolge, besonders solcher kompli-
zierten Inhaltes, Ermüdungserscheinungen auftreten, die sich
darin äußern, daß das Wesentliche nicht mehr geschaut wird.
G a r r è, der sich ebenfalls mit der Frage des Lehrens und
Lernens beschäftigt hat, hat mit Recht darauf verwiesen,
daß vom Sehen als optischer Sinneswahrnehmung zur be-
wußten, verstandesmäßigen Wahrnehmung noch ein großer
Schritt ist! Wie vieles wird weiter im fertigen Bild „übersehen", während dem gezeichneten Bilde, weil es, wenn
Sie mir den Ausdruck gestatten wollen, „in statu nascendi"
vor den Augen des Beschauers erwächst, eine wesentlich
stärkere Merkkraft innewohnt. Es muß daher der vor dem
Hörer entstehenden Skizze, dem Merkbild, in der chirurgischen Lehre eine besondere Stelle eingeräumt werden. Das
Zeichnen w ä h r e n d des Unterrichtes ist so gewissermaßen
ein Antidot gegen das Mechanistische unseres optischen
Apparates, den unsere Epoche auch vom Lehrer fordert.
(E i s e l s b e r g hat sich lange Jahre mit der Idee eines
chirurgischen Skizzenbuches beschäftigt.)

Wie Sie sehen, hat B i l l r o t h die Wandlung der Unter-
richtsform in der Medizin und vor allem in der Chirurgie
klar erfaßt und ihre demonstrative Richtung scharf gezeich-
net. Wir sehen die Weiterentwicklung seit seiner Zeit in
den von ihm erkannten Bahnen verlaufen. Wer B i l l r o t h s

Buch liest, wird immer wieder den klaren Blick, sein starkes Nationalgefühl, das innere brennende Interesse an der medizinischen Wissenschaft und die faszinierende, hinreißende Wucht seiner Darstellungskunst bewundern. Und vielleicht noch mehr bewundern, daß etwas wie ein roter Faden durch das ganze Buch läuft, dem kein eigenes Kapitel gewidmet ist, das keine zusammengefaßte Besprechung erfährt und das durch die Selbstverständlichkeit, mit der es vorausgesetzt wird, um so gegenständlicher erscheint: es ist das tiefe Erfülltsein von der Ethik des ärztlichen Standes und die leidenschaftliche Hingabe an seinen Beruf, die unlösbar mit dem Namen Theodor B i l l r o t h verknüpft bleiben werden.

Die Chirurgie des Kehlkopfes

Professor Dr. G. Hofer

Graz

Mit 3 Abbildungen

Die Geschichte der Chirurgie des Kehlkopfes fügt sich teilweise der Historie des Luftröhrenschnittes ein. Dies erscheint verständlich, da die Eröffnung der Luftröhre im Bereiche des Kehlkopfes, sei es durch Trennung des Schild- oder Ringknorpels, sei es durch Eindringen im konischen Ligament, als Eingriff der Not sich von selbst ergab. Nicht zuletzt geht die Geschichte beider nebeneinander wegen der technischen Vorteile und geringeren Gefahr der Kehlkopfspaltung. Gegenüber diesem Moment traten die Nachteile in den Hintergrund und waren zudem den alten Chirurgen größtenteils unbekannt. Im vorliegenden Sinne berichtet also auch die Geschichte der Kehlkopfchirurgie von den ältesten am Menschen durchgeführten Eingriffen. Die im alten und ältesten Schrifttum enthaltenen Mitteilungen sprechen vielfach von der Eröffnung des Kehlkopfes und der Luftröhre, ohne zwischen diesen einen wesentlichen Unterschied zu machen. Erst im 17. Jahrhundert begegnen wir einer Besprechung der Kehlkopfspaltung als selbständigem Eingriff. Zu Beginn des 18. Jahrhunderts finden wir bei S a b a t i e r und V i c d'A z y r eine genaue Beschreibung der Laryngotomie und erstmalig eine Gegenüberstellung dieser zur Bronchotomie, welch letztere man mehr und mehr mit der Tracheotomie identifizierte. D e s a u l t unterschied um 1780 eine Laryngotomie am

Ligamentum circothyreoideum, ferner eine Thyreotomie, also
eine Spaltung des Schildknorpels, und eine Cricotomie, eine
Spaltung des Ringknorpels allein oder gemeinsam mit der
Durchtrennung eines oder mehrerer Trachealringe. Die Indikationen für diese Eingriffe konnten um diese Zeit naturgemäß nur vitale sein, Fremdkörper, obturierende Polypen
und Karies der Knorpel, Verletzungen aller Art und Fälle
von Knorpelhautentzündungen mit den daraus resultieren-
den, die Lichtung des Kehlkopfes verengenden Schwellun-
gen. D e s a u l t s Ratschläge zur Chirurgie des Kehlkopfes
und im besonderen zur Behandlung der Karies der Knorpel
mit „schicklichen Mitteln" ging dahin, für alle Verengerungen, die nach dem Eingriff nicht vollkommen zu beheben
seien, Kanülen in der Luftröhre liegen zu lassen. Im Jahre
1788 hat der Franzose P e l l e t a n die erste Spaltung des
Kehlkopfes zur Entfernung eines in der Stimmritze eingeklemmten Fleischstückes ausgeführt. P e l l e t a n luxierte
mit dem Finger den im Kehlkopfeingang eingeklemmten
Fremdkörper und ermöglichte dadurch dem Kranken das
Verschlucken des Bissens. Im strengsten Sinne ist also wohl
D e s a u l t der geistige Urheber der Kehlkopfchirurgie, der
erste, der eine Spaltung des Kehlkopfes ausführte, P e l l e -
t a n. 1822 entfernte L a n g e n b e c k durch eine teilweise
Kehlkopfspaltung ein Knochenstück, ein Eingriff, dem der
Kranke jedoch erlag. Es wird aber im Anschluß an diese
ersten Versuche, in den Kehlkopf einzugehen, in weiterer
Folge eine größere Anzahl solcher Eingriffe vorgenommen,
größtenteils wegen Verlegung durch Fremdkörper. Die Erfolge dieser Eingriffe waren teilweise gute. B r o w e r s hat
1833 eine Kehlkopfgeschwulst durch Spaltung des Schildknorpels entfernt. Auch diesem Eingriff folgte eine größere
Anzahl solcher Schildknorpelspaltungen, bis dann 1844 die
berühmte Operation von E h r m a n n, eine Kehlkopfspaltung zur Entfernung einer großen papillären Geschwulst,
in der Literatur zum Teil als erste systematische Kehl-
kopfoperation wegen innerer Erkrankung desselben, ihre
Wertung fand. Bis gegen das Jahr 1880 finden sich im
Schrifttum beinahe 200 Berichte über Kehlkopfspaltungen
vor mit einer Sterblichkeit von 18%. Unter dieser Sterblichkeit war wohl der Tod am Operationstisch ge-
meint. Mit der zunehmenden Häufigkeit von Eingriffen am
Kehlkopf mußte sich in der Folge wohl auch die Technik
verfeinern. Dies findet seinen Niederschlag in der verschiedenen Benennung ausgeführter Eingriffe, je nach Art
und Ausdehnung derselben. Thyreotomie, Cricotomie, partielle Laryngotomie oder Laryngotomia intercricoidea, La-
ryngofissur, Resektion des Larynx, von H e i n e zuerst ausgeführt, bestehend in der totalen Spaltung des Kehlkopfes

mit nachfolgender subperichondraler Resektion der Kehl-
kopfknorpel. Es würde zu weit führen, alle die im Schrifttum für Eingriffe am Kehlkopf niedergelegten Namen hier
anzuführen, sie waren teilweise durch das begreifliche
Bestreben begründet, das immer mehr aktuell werdende
chirurgische Neuland zu beleben und durch technische Aenderungen zu fördern.

Neben diesen durch die vitalen Indikationen bestimmten Eingriffen von Eröffnung und Freilegung des Kehlkopf-
inneren entwickelte sich, man kann sagen unabhängig hier-
von, die große Kehlkopfchirurgie, die sich auf Grund des
Bestrebens, die proliferierenden malignen Neubildungen dieses Organs zu entfernen, langsam tastend, aber ebenso
unabweislich, nunmehr in den Vordergrund schob. Die Pla-
nung für diesen gewaltigen Eingriff, der an einer der physiologisch wichtigsten Stelle des menschlichen Organismus
statthaben muß, mag auf V. C z e r n y zurückgehen, der
diesen Eingriff durch ausgedehnte Experimente am Ver-
suchstier für die Anwendung am Menschen reif zu machen
trachtete. Auf C z e r n y ist auch der erste künstliche Kehlkopf zurückzuführen, da er bei seinen Experimenten an
Stelle des dem Hunde exstirpierten Kehlkopfes ein T-Rohr
mit beweglichem Metallzug einführte.

Wohl waren schon vor C z e r n y 1829 von A l b e r s
ähnliche Versuche der Kehlkopfentfernung im Experiment
gemacht worden, desgleichen hat 1854 L a n g e n b e c k die
Operation am Menschen vornehmen wollen. Damals kam
es nicht zu diesem Eingriff, da ihn der Kranke wegen seiner
Gefährlichkeit von sich wies. 1866 entfernte V a z o n einen
menschlichen Kehlkopf, doch erlag der Patient dem Eingriff, bis dann 1873 Theodor B i l l r o t h die erste erfolgreiche Totalexstirpation dieses Organs wegen Krebs ausführte. Dieser berühmte und epochemachende chirurgische
Erfolg B i l l r o t h s wurde von G u s s e n b a u e r 1874
im Archiv für klinische Chirurgie in einer nachgerade klas-
sisch zu nennenden Veröffentlichung festgehalten, die er
im Auftrag des zu jener Zeit in Italien weilenden Meisters
am 11. April, dem vierten Sitzungstag des dritten Kon-
gresses der Deutschen Gesellschaft für Chirurgen, vortrug.
Ein 36jähriger Religionslehrer wurde am 27. November
wegen drei Jahre dauernder Heiserkeit operiert. Es handelte sich um eine krebsige Geschwulst des linken Stimm-
bandes. Der Eingriff wurde in Narkose ausgeführt. Der
Kehlkopf wurde zunächst vollständig gespalten und wegen
starker Blutung eine Tamponkanüle in die Luftröhre einge-
legt, die aber schlecht abschloß. Die Geschwulst wurde
größtenteils entfernt. Nach diesem Eingriff trat aber schon
einen Monat nachher (30. Dezember) ein Rezidiv mit hoch-

gradiger Atemnot auf. B i l l r o t h mußte sich zur Entfernung des Kehlkopfes entschließen. Am 31. Dezember wurde dieser Eingriff in Narkose ausgeführt, wobei der Kehlkopf von seinen Verbindungen gelöst und nach Spaltung des Ligamentum hyothyreoideum durch Vorziehen des Kehlkopfes von rückwärts nach abwärts und vorn entfernt wurde. Eine starke Blutung aus der oberen Schilddrüsenarterie hatte eine gewisse Aspiration zur Folge. Die Blutung wurde durch Einlegen von Schwämmen zum Stillstand gebracht. Nach Entfernung des Kehlkopfes mußte der Kehldeckel, weil an ihm Geschwulstreste vorhanden waren, außerdem entfernt werden. Die Operation dauerte eindreiviertel Stunden. Wenige Stunden nachher trat eine starke Blutung auf, die durch Unterbindung der zweiten Schilddrüsenarterie gesondert gestillt werden konnte. Trotz all dieser teilweise recht ungünstigen Zwischenfälle vertrug der Kranke den Eingriff ausgezeichnet und genas. Er erlag allerdings dreiviertel Jahr nachher einem Rezidiv.

Mit diesem Erfolg B i l l r o t h s war der Bann gebrochen, die Durchführbarkeit der Kehlkopfentfernung am Menschen bewiesen und endlich der Grund für die Entwicklung der großen Kehlkopfchirurgie gelegt. Freilich folgte diesem Hoffnungsstrahl manche herbe Enttäuschung. Wohl war die technische Durchführbarkeit des Eingriffes festgestellt, aber nun kam erst die Erkenntnis der Größe der Gefahr dieses Eingriffes und wie wenig man mit einiger Sicherheit operative Zwischenfälle vermeiden könne oder gar mit Erreichung dauernder Resultate in gleichen Fällen zu rechnen sei.

Dem glänzenden Erfolg B i l l r o t h s folgen, wie gesagt, arge Enttäuschungen, doch erzielte 1880 T h i e r s c h die erste Dauerheilung nach Kehlkopfentfernung. Im Jahre 1890 verzeichnet S e n d s j i a k 180 Fälle von Kehlkopfexstirpationen mit einer Mortalität von 44·7% und 7% Dauerheilungen. Schon aus dieser Zahl ergibt sich, daß dies zu einem Rückschlag führen mußte. Nach dem anfänglichen vollkommenen therapeutischen Nihilismus bis zum Jahre 1873 folgte nach B i l l r o t h bis zum Jahre 1881 vielerorts der Versuch der Kehlkopfexstirpation, doch hatte sich bis zum Jahre 1888 ihre Anzahl wesentlich verringert, weil die Erfolge so schlecht genannt werden mußten. Nicht zuletzt spielte für die zahlreichen Versuche in dieser Zeit die schwere Erkrankung des deutschen Kaisers Friedrich eine maßgebende Rolle, denn sie war mit der Anstoß viel zu wagen, um den mehr als traurigen Ausgang des Kehlkopfkrebses zu bannen oder ganz zu verhindern.

Eine Renaissance der Laryngektomie mag man das Werk von Th. G l u c k und seiner Schule nennen (1894).

Der Stand der Technik der Kehlkopfentfernung zu jener
Zeit war der, daß nach Entfernung des Organs der nach
abwärts mündende Rachen frei das Mund- und Rachen-
sekret über den Wunddefekt ableitete und dieses Wundsekret
neben Blut und Speichel sich nach der Luftröhre senkte
und neben dieser und besonders nach dem Mittelfellraum
sich ergoß. Dies bot eine Unzahl von Gefahren sowohl im
Sinne der Aspiration als auch der Wundinfektion. Beides
wurde der Grund für die so außerordentlich schlechten
Operationsresultate. Gluck war es vorbehalten, die Kehlkopfexstirpation methodisch dahin auszubauen, daß sie von
ihrer außerordentlichen Gefährlichkeit entkleidet wurde, dann
aber in kürzester Zeit den so defekten Kranken der weit-
möglichsten Wiederherstellung seiner vitalen Funktionen
zuführte und ihn arbeitsfähig machte.

Gluck berichtet über den Beginn seiner methodischen
Arbeit zur Verbesserung der Resultate totaler Kehlkopfentfernung wie folgt: Im Jahre 1877 im Russisch-Türki-
schen Krieg fand sich ein bei Plewna verwundeter Soldat
mit Schußverletzung an Kehlkopf und Speiseröhre. Alle
sorgsamste Behandlung half nichts, der Kranke ging an
Aspirations- und Wundinfektion zugrunde. Damals kam
Gluck und mit ihm Zeller der Gedanke an eine vor-
beugende Durchschneidung der Luftröhre, um die Aspiration
zu verhindern. Zwei Jahre später, als Langenbeck Gluck
zur Ausarbeitung eines Verfahrens ermunterte, um die tödliche Lungenentzündung bei der Kehlkopfentfernung zu verhindern, kam dieser auf den seinerzeitigen Gedanken zurück und machte Versuche am Kadaver und im Tierexperiment einer primären Absetzung und Annähung des Luft-
röhrenstumpfes in die Haut unter sekretdichtem Verschluß
und Schutz des intermediären Wundraumes. Im Verfolg
dieses Grundgedankens hat Gluck eine Renaissance der
Technik der Laryngektomie geschaffen, die wohl folgenden
wesentlichen Punkten ihren Erfolg verdankt: Einmal die
Durchtrennung der Luftröhre und Einnähung des zentralen
Stumpfes in die Haut, wodurch die so gefürchtete Aspirationspneumonie gebannt war. Die Gefahr der Senkung in-
fektiösen Materials nach dem Mittelraum, die weiterhin
bestand, wußte Gluck dadurch zu vermeiden, daß er die
Eröffnung der Rachen- und Speiseröhre möglichst spät vor-
nahm, das eröffnete Rachenrohr durch tangentiale Schleim-
hautnähte ehestens verschloß und das sich zuseiten des
verschlossenen Intestinalrohres bildende, mehr oder weniger
infektiöse Wundsekret durch ausgiebige Drainage verläß-
lich nach außen leitete. Endlich wußte Gluck das allfällig
während der Operation zur Einatmung gelangende Wundsekret oder Blut durch subtiles Absaugen an seiner Aspi-

ration in die tieferen Luftwege zu hindern. Ueber das hinaus war es G l u c k, der, die Asepsis des Eingriffes peinlich betonend und die Wund- und Heilverhältnisse der dabei gesetzten mächtigen Wunde genau studierend, größte Sauberkeit bei der Präparation der am Hals förmlich massierten vitalen Gewebe empfahl. G l u c k präparierte anatomisch scharf, er vermied jede Quetschung oder Zerrung des Gewebes, besonders auch bei der von ihm in allen Fällen als dringend empfohlenen radikalen Ausräumung der Lymphdrüsen längs der Gefäßscheide und in den tieferen Partien des Halses. Endlich empfahl er die lückenlose Deckung der Weichteilwunde durch flügelförmige Hautlappen, die, die Wunde am Hals verschließend, eine rasche Heilung zur Folge haben mußten, und überließ die Epithelisierung des hinter dem Hautlappen neu zu bildenden Schlundrohres den belassenen Schleimhautteilen zur Neubildung eines geschlossenen funktionstüchtigen Interstinalschlauches von Rachen und Speiseröhre. Dies ist nur ein kurzer Ueberblick über die von G l u c k geschaffenen Neuerungen. Der Erfolg konnte nicht ausbleiben. 1920 berichtet er über eine Serie von 100 Kehlkopfexstirpationen mit nur zwei Todesfällen. Die technischen Neuerungen betrafen auch die halbseitige Kehlkopfentfernung durch Bildung eines rechteckigen Hautlappens auf der Seite der Kehlkopfentfernung und Einnähen dieses in die stehengebliebene gesunde Kehlkopfhälfte in dem Gedanken, mit dieser Hautbrücke als Unterlage später durch Deckung wieder zu einem verengten, aber funktionierenden Kehlkopf zu gelangen (Abb. 1). In weiterer Folge hat G l u c k für die Fälle von Krebs des Rachens und der oberen Speiseröhre die Fortnahme des gesunden Kehlkopfes als erster durchgeführt; dies besonders mit Rücksicht auf die Gründlichkeit des Eingriffes, nicht zuletzt aber wegen der rascheren Heilungsmöglichkeiten des ganzen Wundkomplexes und der Verkürzung der Nachbehandlung. Es gehörte ein gewisser Mut dazu, diesen Eingriff durch Opferung eines gesunden Organs zu vereinfachen und in einschlägigen Fällen dadurch eine Aussicht auf Dauerheilung zu geben, die vordem für diese nicht bestand. Dabei fällt es nicht ins Gewicht, daß der nach querer Resektion des Rachens, des Kehlkopfes und der Speiseröhre notwendige plastische Eingriff eine oft langwierige Behandlung für die Zukunft erforderte, bis zur funktionellen Wiederherstellung dieses Organs. Von Gluck stammt endlich auch die erste erfolgreiche Trachealresektion bis an die Bifurkation.

Mit der grundlegenden Umgestaltung der Kehlkopfexstirpation durch G l u c k wurde die technische Seite dieses an sich sehr großen Eingriffes wohl auf eine Höhe gebracht, die kaum mehr steigerungsfähig erschien. Was nun in der weiteren Entwicklung des zu einer gewissen Vollkommenheit gebrachten Eingriffes vor sich ging, konnte freilich nicht mehr von grundlegender Bedeutung sein, lag aber vornehmlich in der Erkenntnis, daß eine weitere Verfeinerung der Technik, der Indikation und der Nachbehandlung und manches andere wohl nur mehr durch eine intensive Zusammenarbeit des Chirurgen und des Laryngologen sich würde bewerkstelligen lassen.

Hier hat die Wiener Schule ein großes und wichtiges Verdienst. O. C h i a r i in Wien gebührt die besondere Anerkennung, daß er die Notwendigkeit dieser Zusammenarbeit zur richtigen Zeit erkannte. Er forderte als einer der ersten die Ausführung auch der großen chirurgischen Eingriffe am Kehlkopf und am Hals durch den Halsarzt selbst. Diese Forderung ist aber wohl nicht so aufzufassen, daß er etwa trachtete, ein wichtiges Kapitel der allgemeinen Chirurgie zu entreißen, er verlangte vielmehr von seinen klinischen Aerzten eine profunde, Jahre dauernde Ausbildung als allgemeiner Chirurg. In diesem Sinne wirkten seine Assistenten K a h l e r, M a r s c h i k, H a r m e r, K o f l e r und deren weitere Deszendenz. Erst später entwickelte sich an vielen laryngologischen Kliniken der Welt unter der Zugrundelegung gleicher Prinzipien die Große Chirurgie in der Hand des Kehlkopf- und Halsarztes und wußte sich auf dem ihr gebührenden Platz zu behaupten, so bei S c h m i e g e l o w in Kopenhagen, T a p i a in Madrid, K i l l i a n in Freiburg, S e b i l e a u in Paris u. v. a. Unter dem Wirken dieser Männer ist die Chirurgie des Kehlkopfes in manchen Belangen wesentlich gefördert worden. Manches steht heute noch zur Diskussion, aber vieles hat sich selbst über die G l u c k sche Technik hinaus weiterentwickelt, von der Erkenntnis ausgehend, daß der große und schwere Eingriff der Kehlkopfexstirpation in der Meisterhand G l u c k s und seines Schülers S o e r e n s e n die besten Resultate zeigte, Resultate, die von weniger Erfahrenen aber nicht immer erreicht werden konnten. Es galt also wohl einmal das Vorgehen zu popularisieren und dahin zu wirken, daß auch der weniger Geübte seinen Eingriff erfolgreich zu gestalten imstande sei. Unter der Patronanz der Halsärzte wurde zunächst ein technischer Vorteil zur Regel, nämlich die grundsätzliche Anwendung der Lokalanästhesie und das Arbeiten bei künstlicher zentrierter Beleuchtung, die zum normalen Rüstzeug des Halsarztes gehört. Diese ermöglicht ein unvergleichlich subtileres Arbeiten und kommt der Forderung G l u c k s nach genauer anatomischer Präparation, säuberliche Entfernung des Bindegewebes ohne Quetschung und Belassung schädlicher Rückstände entgegen. Ein weiterer technischer Vorteil, vielleicht nicht minder wichtig, verdankt seine Entstehung der Wiener Schule. Die Absetzung, Einnähung und Isolierung der Luftröhre vor dem Eingriff verhindert, wie wir gesehen haben, die gefährliche Aspiration; sie kommt aber für eine Reihe von Eingriffen, so bei der Kehlkopfspaltung, der halbseitigen oder teilweisen Entfernung des Kehlkopfes, eigentlich nicht in Frage. Zudem verwendet G l u c k auch bei der Totalexstirpation zur Verhinderung jedweden Einfließens von Blut oder Wundsekret in die tiefen Luftwege die Absaugung. H. K o s c h i e r in

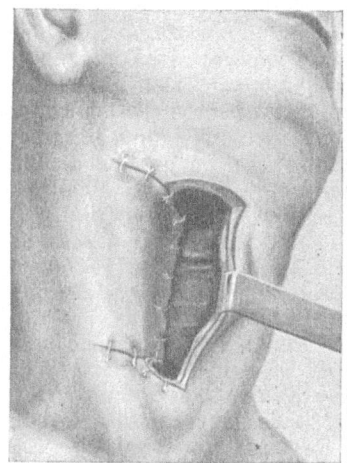 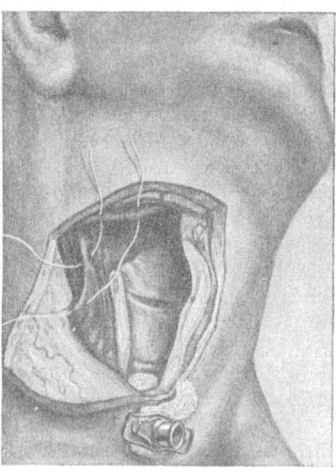

Abb. 1. Halbseitige Exstirpation des Larynx, Wundversorgung nach G l u c k

Abb. 2. Halbseitige Exstirpation des Larynx, Wundversorgung nach B i l l r o t h

Wien war der erste, der durch eine lückenlose, teilweise mit sterilem Fett angesaugte Tamponade der Luftröhre oberhalb einer eingesetzten Kanüle jedes Einfließen von Wundsekret während des Eingriffes und nicht weniger während der Nachbehandlung verhinderte. Diese einfache technische Neuerung kann man wohl als das Ei des Columbus bezeichnen. Sie ist einfach, sicher und bewährt sich bei allen Eingriffen auf das beste. Sie wurde von der ganzen Wiener Schule übernommen und trug wesentlich zur Vereinfachung der ganzen chirurgischen Eingriffe an Kehlkopf und Luftröhre bei.

Eine andere Frage der Technik betrifft die Ein- oder Zweizeitigkeit der Laryngektomie, d. h. die Frage, soll man, wie dies G l u c k vielfach tat, den ganzen Eingriff einschließlich Luftröhrenschnitt in einer Sitzung durchführen, oder soll man den Kranken durch eine vorhergehende Eröffnung der Luftröhre und das Einsetzen einer Kanüle für die eigentliche Kehlkopfexstirpation in einer zweiten Sitzung sozusagen erst vorbereiten. Gluck hatte ja bekanntlich diese Einzeitigkeit des Eingriffes nicht zuletzt aus Gründen der Asepsis empfohlen. Ich glaube dazu sagen zu können, daß die letzten Jahrzehnte viele Operateure für die Zweizeitigkeit des Eingriffes gewonnen haben. Die Vor- und Nachteile hier eingehend darzulegen, muß ich mir leider versagen.

In der Frage der halbseitigen Kehlkopfexstirpation scheint sich allenthalben der Standpunkt dahin zu klären, daß die Glucksche Methode, trotz gewisser zugegebener Vorzüge, zugunsten der alten Billrothschen Methode vielfach wieder verlassen wird (Abb. 2). Die bei der ersteren Methode notwendige sekundäre Plastik erwies sich als langwierig und in funktioneller Beziehung häufig als unzureichend. Ich habe vor einigen Jahren an Hand eines größeren Materials nachgewiesen, daß die Hemilaryngektomie oder die partielle Exstirpation die Erhaltung der Ringknorpelplatte zur Voraussetzung hat, weil andernfalls Atmung und Schluckakt im Endergebnis gestört bleiben, während anderseits die Radikalität des Eingriffes beschränkt bleibt.

Ich bespreche endlich einen Punkt, der wohl noch vielfacher Diskussion zugänglich ist. Er betrifft die Frage der Drüsenausräumung beim inneren Kehlkopfkarzinom. Gluck fordert bekanntlich eine radikale Drüsenausräumung in allen Fällen von malignem Tumor des Kehlkopfes in der Annahme, daß das Drüsenrezidiv ansonsten nach durchgeführter Entfernung des Kehlkopfes sehr häufig vorkommt. Diesem Moment kann ich nicht beipflichten. Ich sah an meinem eigenen ziemlich ausgedehnten Krankenmaterial, daß selbstverständlich die Drüsenausräumung in allen Fällen von äußerem und paralaryngealem Tumor, ja selbst in allen Fällen, in denen der Tumor nahe an die Grenze des Kehlkopfeinganges heranreicht, eine unabweisbare Forderung darstellt, und diese Forderung sich ebenso selbstverständlich auf alle die Fälle erstreckt, in denen die bösartige Geschwulst zu Drüsenmetastasen geführt hat. Anders ist dies, wie mir scheint, bei den inneren Geschwülsten. Hier erweist sich die radikale Drüsenausräumung als entbehrlich, ja vielleicht sogar als prognostisch ungünstiger, da sie einmal die Wundverhältnisse erweitert und kompliziert und die postoperative Blutungsgefahr wesentlich wächst (siehe unten), während die Gefahr des Drüsenrezidivs sich keineswegs erhöht, ja ich wage sogar die Behauptung, daß bei genauer Ueberwachung nach dem Eingriff manches Rezidiv in den erhaltenen Lymphdrüsen festgehalten, noch eine radikale Entfernung in einem zweiten Eingriff ermöglicht. Die größere Häufigkeit des lokalen Rezidivs gegenüber dem Drüsenrezidiv erhellen die weiter unten vorliegenden statistischen Angaben. Ich gebe aber gerne zu, daß die Stellungnahme erfahrener Operateure in diesem Punkt noch keineswegs eine einheitliche zu nennen ist. Es wäre hierzu noch zu untersuchen, ob nicht auch eine Veränderung in der Häufigkeit des Auftretens eines lokalen Rezidivs nach Drüsenentfernungen zur Beobachtung kommt.

Die Aera der zünftigen Larynxchirurgie hat wohl auch noch in anderen Punkten teilweise befruchtend gewirkt. Die sorgsame Auswahl der Fälle zur Operation, die

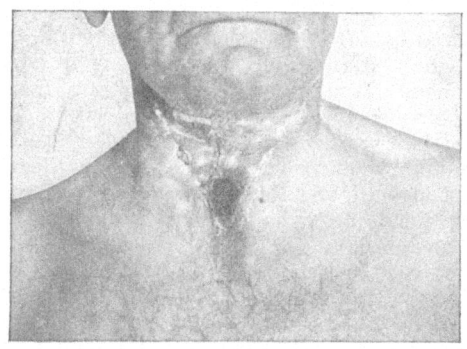

Abb. 3. Totalexstirpation. U-förmiges Lappenschiefstoma verheilt

Unschädlichmachung kranker Zähne zur Vermeidung der sekundären Infektion können hier besondere Erwähnung finden. Sie erwiesen sich als grundlegend für einen erfolgreichen Eingriff, so bedeutungslos dieselben auch fürs erste erscheinen mögen. Endlich möchte ich noch auf einige technische Einzelheiten hinweisen, die bei der Absetzung des Kehlkopfes von der Luftröhre sich als recht wichtig erweisen. Der Kranke ist nach dem Eingriff vielfach zum Tragen der Kanüle gezwungen. Dies macht ihn von einer Prothese abhängig und erhöht die Sichtbarkeit seiner nun einmal bestehenden Verstümmelung. Gluck und seine Schüler trugen dem durch Bildung eines ovalen Hautspaltes Rechnung, an welchem sie die quer abgesetzte Luftröhre annähten. Ich habe schon vor Jahren durch Bildung eines Schiefstomas mit Hinterlappen an der Luftröhre und schiefer Durchtrennung dieser selbst, ein großes Tracheostoma zu erzielen mich bemüht und dadurch die Fälle, die

sich vom Tragen der Kanüle unabhängig machten, wesentlich vermehrt (77% der Totalexstirpierten) (Abb. 3). Es wäre
manches hier noch in Beziehung auf die laryngologische Aera
der Kehlkopfchirurgie vorzubringen, darunter vielleicht auch
manches, was durchaus fördernd in technischer, propädeu-
tischer und therapeutischer Beziehung sich erwies. Ich
glaube, daß auf diese Einzelheiten einzugehen hier nicht
der Platz ist und der Hinweis auf die eben besprochenen
wichtigsten Punkte genügt.

Was hat nun die große Larynxchirurgie seit der ersten
erfolgreichen Kehlkopfexstirpation durch Theodor B i l l r o t h
für Erfolge aufzuweisen? Ein Bild therapeutischer Erfolge
für jedwedes operative Vorgehen kann naturgemäß nur die
Statistik bringen. Diese erweist sich dann auch als zuver-
lässiges Attest erzielter Heilresultate. Sie fehlt aber nicht
zur größten „Lügnerin" zu werden, ja einen Vergleich beinahe unmöglich zu machen, wenn sie nicht von einigermaßen gleichen Voraussetzungen ausgeht. Diese Voraussetzungen betreffen die Auswahl der Fälle vor dem Eingriff,
die sinngleiche Auslegung vorgenommener Technizismen,
die Drüsenausräumung usw., die Klärung des Begriffes post-
operativer Todesfall, die feingewebige Feststellung der Ge-
schwulstart, die Berücksichtigung der Besonderheit des Kranken, die Ausdehnung der Geschwulst, die Art oder das
Fehlen affizierter Drüsen und endlich wohl die Einreihung
örtlicher oder völkischer Eigenarten des Kranken u. v. a. m.
Erst unter Klarstellung und Normierung der Vergleichsbe-
griffe läßt sich ein Urteil über erzielte Erfolge geben und
räumt der größeren oder geringeren Eignung des die Eingriffe Ausführenden jeweils den ihm gebührenden Platz
zu, ist doch der Fernstehende oder gar der Laie zu sehr
geneigt, diesem Moment die allererste Bedeutung beizumes-
sen, während aber hier von einer gewissen, freilich nicht
sehr engen Schranke persönlichen Könnens jeder Operateur an die Grenze des dem Menschen Erreichbaren leider
immer wieder gemahnt wird.

Im Sinne obenstehender Ausführungen zeigt die moderne Statistik, wie weit es die große Kehlkopfchirurgie,
deren Kernpunkt ja die teilweise oder totale Entfernung
des Organs bildet, ihre Heilerfolge weiten konnte. In den
Jahren bis 1894 verzeichnen wir eine Heilungsziffer von
nur 5·8%, bis 1904 etwa 10%. Diese recht mageren Resultate erhöhen sich unter der Aera G l u c k s sprunghaft.
G l u c k war aber nicht nur ein hervorragender und produk-
tiver Techniker, er war auch ein Meister in der Auswahl
seiner Fälle, die sich für den operativen Eingriff geeignet
erwiesen. Nur so ist es erklärlich, daß er imstande war,
eine Serie von 100 Kehlkopfexstirpationen mit nur 2 Todes-

fällen durchzuführen. G l u c k berechnet seine Dauererfolge
mit Rezidivfreiheit von 3 Jahren auf 30% seiner Kranken
bei einer Operationsmortalität von nur 6% der inneren
Larynxkarzinome, wogegen sich die operative Mortalität
bei seinen exolaryngealen Fällen auf 22% stellt bei nur
10% Dauerheilungen. Dies hängt wohl mit der umfassenden
Tätigkeit G l u c k s zusammen, dem zahlreiche Fälle letzterer Art an der Grenze der Operabilität zukamen. Die Resultate stimmen mit den besten im Laufe der Jahre erschienenen Statistiken überein. Die Wiener Klinik veröffentlicht im Jahre 1935 (H a j e k - H e i n d l) einen eingehenden
Bericht über die Ergebnisse der Laryngektomie mit einer
postoperativen Mortalität von 19·1% und einer Heilungsziffer von 3 Jahren mit 34·8%. Die Beobachtungszeit von
3 Jahren scheint erfahrungsgemäß als das beste Kriterium
für das Auftreten oder Fernbleiben von Rezidiven zu sein.
Es zeigt sich, daß die häufigsten Rezidiven das erste und
zweite Jahr in Erscheinung treten, im dritten Jahr schon
wesentlich weniger, nach dem dritten Jahr aber sinkt die
Häufigkeit des Rezidivs schlagartig. H a j e k berechnete in
der Wiener Statistik 22% Rezidive in den ersten 3 Jahren
gegen 4·5% im vierten Jahr. Bei den exolaryngealen Fällen
der Wiener Statistik wird eine operative Mortalität von
25·6% verzeichnet, wobei die Dauerheilungen sich in dieser
Kategorie der Fälle auf 11·1% belaufen. Freilich unterscheidet H a j e k zwischen seinen Fällen bei Männern und
Frauen von Fällen innerem und äußerem Karzinom, von
besonders malignen und gutartigen Beobachtungen, endlich
von solchen mit schon anfänglich Drüsenmetastasen und
solchen ohne diese. Im Sinne des früher Ausgeführten
trägt diese Wiener Statistik den außerordentlich komplizier-
ten, in einer Statistik zu berücksichtigenden Momenten beim
Larynxkarzinom weitestgehend Rechnung. Die Verhältnisse
liegen hier verwickelter als irgendwo anders im menschlichen Organismus, handelt es sich doch um eine Stelle, die
sich als die funktionell reichste bezeichnen läßt (Atmung,
Sprache, Schluckakt). Es nimmt nicht wunder, daß hier ein
schwerer operativer Eingriff die größten funktionellen Störungen, ja auch Fernerkrankungen zur Folge haben kann,
und daß die allfällig erzielten Heilresultate das Ergebnis
einer vielseitigeren Auswahl von Momenten darstellen, als
dies vielleicht anderswo der Fall zu sein pflegt. So hebt
H a j e k auch in seiner Statistik 1935 die Tatsache hervor,
daß der Begriff der postoperativen Todesfälle wohl seit
der erfolgreichen Reformation der Technik nicht mehr dem
Begriff Tod am Operationstisch der alten Statistiker gleich-
zusetzen ist, daß aber dennoch jeder Todesfall, der in wei-
tester Folge als Ergebnis des chirurgischen Eingriffes auf-

träte, diesen Namen verdient und zur richtigen Einschätzung
der Gefahr als solcher verzeichnet werden müsse. Die von
H a j e k angegebene Zeitgrenze von 48 Tagen nach der Operation mag durch den Verlauf seiner Krankheitsfälle bestimmt gewesen sein. Die Notwendigkeit einer Begriffsum-
wertung des postoperativen Todesfalles in diesem Sinne erscheint als zwingend und heute wohl daher allgemein übernommen.

Ich lasse nun einen Ueberblick über das eigene Krankenmaterial folgen. Es erstreckt sich naturgemäß nicht über
die lange Zeit der Lebensstatistik G l u c k s, auch nicht über
16 Jahre, einen Zeitraum, der der Wiener Statistik zugrunde
liegt, aber ich glaube, es ist groß genug, um einmal ein Bild
der Behandlungsergebnisse aufzuzeigen und im besonderen
zu einzelnen vorstehenden Behandlungspunkten Stellung zu
nehmen. Von 80 operierten Larynxkarzinomen liegen 54 der
Zusammenstellung zugrunde. Von diesen waren 42 Larynxkarzinome, teilweise rein innere, teilweise Grenzfälle, 12 betrafen äußere Fälle. Von den 42 rein inneren und erweitert
inneren kamen 16, also 38·1%, zur Heilung über 3 Jahre,
von den äußeren 3 Fälle, also 29·6%. Diese letzte Zahl ist
aber noch keine feststehende, da die Beobachtungszeit von
3 Jahren in 2 Fällen noch nicht ganz erreicht ist. Von den
Gesamtheilungen von 22 Fällen tragen nur 5 während ihrer
Arbeit die Kanüle. Von 35 Beobachtungen, bei denen keine
Drüsenausräumung durchgeführt wurde, beobachtete man
in der Folge an 4 Fällen Drüsenrezidiv, dagegen in 10 Fällen
lokales Rezidiv. Bei den nichtdrüsenexstirpierten Fällen
(36 Fälle Beobachtungsmaterial) trat nur in einem Fall eine
Nachblutung auf. Es handelte sich um einen ganz schweren Ar-
teriosklerotiker, bei dem schon während der Operation bei
der Ligatur der Schilddrüsenarterien die Gefäßwand als
brüchig sich erwies. Demgegenüber beobachtete ich von 18 Fällen, bei denen die Drüsen radikal entfernt wurden, in 3 Fällen
len eine Nachblutung, also in 17% (siehe oben). Ich verzeichne
postoperative Todesfälle in 9%. Auch ich habe diese postoperativen Todesfälle dahin verstanden, daß alle mit dem
Eingriff irgendwie in Zusammenhang stehenden Schädi-
gungen, die zum Tode führten, eingezählt wurden. Daß endlich die Heilresultate bei der einfachen Kehlkopfspaltung
im Sinne der Dauerheilung die vorliegenden Heilungsziffern
weit übersteigen, ergibt sich von selbst, ebenso auch die
Tatsache, daß die Teilentfernung des Kehlkopfes bei einer
geringsten postoperativen Mortalität in den Resultaten kaum
jene der Laryngektomie erreichen.

Welches sind nun die Probleme, die die Kehlkopfchirurgie über den Rahmen des chirurgischen Vorgehens bei
den bösartigen Geschwülsten zu behandeln als ihre Aufgabe

ansieht? Es sind dies Erkrankungen, die, wenngleich nicht oder nur wenig lebensbedrohend, funktionell eine Bedeutung erster Ordnung besitzen. Der Verschluß des Kehlkopfes bei Mittelstellung der Stimmbänder als Folge von Lähmung dieser, die narbigen Veränderungen in Kehlkopf und Luftröhre, der Ersatz von Teilen beider nach Verletzungen aller Art oder von durch entzündliche Verengerungen funktionell unbrauchbaren Teilen, bietet vielleicht technisch nicht geringere Schwierigkeiten, als es jene waren, die seinerzeit die Entwicklung der Kehlkopfentfernung dem Chirurgen aufgab. Mannigfaltig sind die Versuche, diesen schwierigen Problemen näherzukommen. Das Nebeneinander der zwei wichtigsten Funktionen von Kehlkopf und Luftröhre, nämlich die Vermittlung freier Atmung und Formung der Sprache, setzt dem Chirurgen, in der Absicht, diese Funktionen wiederherzustellen, nahezu unüberwindliche Hindernisse entgegen. Einer ganzen Reihe durchaus ingeniöser Eingriffe am Stimmbandapparat, der Heranziehung auch der subtilsten chirurgischen Methoden zur Ueberdeckung von Defekten zur Erhaltung einer freien Atmung, sind bisnun nur Teilerfolge beschieden gewesen. Das Ergebnis all dieser Bemühungen war nur zu oft der schwierige Entscheid der Opferung der Sprache zugunsten der freien Atmung oder der Opferung dieser zugunsten jener mit der Notwendigkeit, die Atmungskanüle zu tragen. Die Zukunft wird es wohl weisen, ob wir in diesen Fragen die Grenze ärztlichen chirurgischen Könnens erreicht haben.

Die Zeit gebot es, ein wichtiges Kapitel der Chirurgie in konziser Form darzustellen. Manche Frage konnte nur gestreift werden, vieles ließe sich viel eingehender erörtern und manches mußte in Wegfall kommen. Ich glaube aber, die vorliegende Darstellung konnte zeigen, welchen Fortschritt ein Gebiet zu verzeichnen hat, auf dem der große Theodor B i l l r o t h bahnbrechend wirkte, zu dessen 50. Todestag seine Enkelschüler in ehrfurchtsvollem Gedenken heute Rechenschaft ablegen.

Chirurgie der Prostata

Von

Professor Dr. **F. Voelcker**

Heidelberg

Aus den Jahresberichten, die B i l l r o t h hinterlassen hat, kann man entnehmen, daß er sich für die Chirurgie der Harnorgane sehr interessiert hat. Er operierte Blasensteine, arbeitete an dem Ausbau der Sectio alta und der Blasennaht, beherrschte die Lithotripsie, extrahierte Fremdkörper aus der Blase und war, was mir V. C z e r n y, sein Schüler und mein Lehrer, erzählt hat, in der Handhabung der Harnröhreninstrumente sehr gewandt.

Zu seiner Zeit fand die Chirurgie der unteren Harnwege in Wien eine ganz besondere Pflege, die Wiener Urologenschule hatte Weltruf. Ich nenne nur die Namen D i t t e l, v. F r i s c h, Z u c k e r k a n d l. Ich kann nicht beurteilen, inwieweit B i l l r o t h der Urologenschule gegenüber der Gebende oder Nehmende gewesen ist. Daß von ihm manche Anregung ausgegangen ist, kann nicht bezweifelt werden.

B i l l r o t h behandelte die Prostatiker mit dem Katheter. Eine Chirurgie der Prostatahypertrophie und -atrophie gab es damals noch nicht, sie war erst im Werden. Er und andere Chirurgen hatten zwar gelegentlich, wenn sie bei Steinoperationen auf einen in die Blase hereinragenden Mittellappen stießen, diesen entfernt. Solche Operationen waren aber nicht als Methode, sondern als Zufallstreffer zu bewerten.

Vorschläge zur Exstirpation der Prostata waren zwar schon vorhanden; aber die Exstirpation eines derartig versteckten und schwer zugänglichen Organs war eine so schwierige und lebensgefährliche Operation, daß man ihre planmäßige Ausführung nur unter streng vitaler Indikation, d. h. nur bei malignen Tumoren, verantworten konnte. Hören Sie, was B i l l r o t h selbst im Jahre 1885 in der Gesellschaft der Aerzte Wiens sagte: „Mit der Frage der Prostataexstirpation habe ich mich früher viel beschäftigt. Ich muß sagen, daß ich zu einem Resultat nicht gekommen bin. Die Operation ist selbst bei großer Prostata ausführbar, aber ich würde mich fürchten, sie bei einem alten Manne zu machen, und zwar hauptsächlich wegen der Blutung." — „Es wäre wohl möglich, daß sich bei der Heilung die Blase so weit herunterzieht, daß ihr Ende mit dem membranösen Teil der Harnröhre zusammenstößt, das braucht aber lange Zeit. Es ist keine Garantie gegeben, daß beide aufeinanderwachsen. Die Schließung solcher Fisteln dauert sehr lange. Auch die Exzision eines Keils, wie L a n g e n b e c k wollte, würde ich nicht wagen."

Man erkennt aus B i l l r o t h s Worten, daß ihn das Technische nicht schreckte, daß ihm aber das Risiko bei einer nichttödlichen Erkrankung zu groß war.

Aus dieser Einstellung, die anscheinend von anderen Chirurgen geteilt wurde, erklärt es sich, daß die Exstirpation der Prostata zunächst nur bei malignen Tumoren angewandt wurde, also bei einer Aufgabe, die auch heute noch zu den undankbarsten der ganzen Chirurgie gehört.

Allem Anschein nach war B i l l r o t h der erste, der eine Prostataexstirpation ausführte, und zwar in Zürich (berichtet im Jahresbericht 1860 bis 1867). Es handelte sich um einen enteneigroßen Tumor, den man vom Damm und Mastdarm aus fühlen konnte. Die Operation gelang. Der Patient war 2 Monate lang beschwerdefrei, starb aber 14 Monate nach der Operation an Rezidiv.

Ein zweiter Fall stammt aus seiner Wiener Zeit. Die Exstirpation ließ sich nicht radikal durchführen. Exitus 4 Tage nach der Operation.

Im ganzen lassen sich bis zum Jahre 1900 aus dem Schrifttum etwa 25 Prostataexstirpationen wegen bösartiger Tumoren zusammenstellen. Hohe primäre Mortalität, Dauererfolge gleich Null. Zusammenfassend kann man sagen: Die Exstirpation der Prostata hat im Kampf gegen das Karzinom keine nennenswerten Erfolge erzielt, sie hat auf die Entwicklung der Prostatachirurgie bei gutartigen Erkrankungen keinen fördernden Einfluß ausgeübt.

Die große urologische Frage war nach wie vor ungelöst: Wie kann man den gutartigen Prostataerkrankungen beikommen, welche den sogenannten Prostatismus verursachen, d. h. Störungen der Urinentleerung, Restharn,

Harnverhaltungen, Blasenentzündungen, gefährliche Rück-
wirkungen auf die Nierentätigkeit und damit auf den Ge-
samtorganismus?

Es war schon lange erkannt worden, daß dem Krank-
heitsbilde des Prostatismus keine gleichmäßige Veränderung der Prostata zugrunde liegt. Ein Organ, welches die
Harnröhre annähernd ringförmig umgreift, muß sowohl bei
seiner Vergrößerung als auch bei seiner Schrumpfung die
Durchgängigkeit der Harnröhre stören, im ersten Fall durch
den Gewebsdruck der Wucherung, im zweiten Fall durch
konzentrische Umschnürung. Die faustgroße, von Adenom-
knollen gebildete Wucherung (sogenannte Hypertrophie) er-
zeugt das gleiche Krankheitsbild wie der harte, derbfaserige
Narbenring der Schrumpfung (Atrophie). Die Franzosen
haben dieses Paradoxon durch die Bezeichnung „Prostatismus ohne Prostata", wie sie die Atrophie nannten, gut zum
Ausdruck gebracht.

Dieser Dualismus, der noch zahlreiche Uebergangsformen aufweist, hat unseren Vorfahren manches Rätsel-
raten aufgegeben, in dem sie sich schwer zurechtfanden,
und auch heute ist, trotz Cystoskop und Röntgen, die Diffe-
rentialdiagnose zwischen Vergrößerung und Schwund der
Prostata nicht ganz einfach.

M. H.! Zunächst einige Worte über die pathologische
Anatomie dieser Veränderungen. Die Atrophie beruht auf
einer Wucherung des Bindegewebes bei gleichzeitigem
Schwund der drüsigen Elemente. Sie ist oft, aber nicht
immer, das Endstadium einer chronischen Entzündung.

Das Gegenstück, die Vergrößerung, beruht auf einer
Wucherung der drüsigen Elemente. Aus der Meinung, daß
es sich dabei um eine hypertrophische Wucherung handle,
wurde die Bezeichnung Prostatahypertrophie geboren. Dieser
Name ist nicht richtig, es ist aber nicht gelungen, einen anderen einzuführen.

Durch mühevolle Arbeiten zahlreicher Forscher, die
ich hier nicht aufzählen kann, wurde allmählich folgendes
festgestellt: Die als Prostatahypertrophie bekannte Erkrankung ist als eine gutartige Adenombildung aufzufassen. Die
Adenome entstehen aber nicht aus beliebigen Drüsenschläuchen der Gesamtprostata, sondern aus einer umschriebenen
Gruppe von Drüsen, welche in dem kranio-dorsalen Teil
der Prostata dicht unter der Harnröhrenschleimhaut im
submukösen Gewebe liegen. Sie werden als „periurethrale"
Drüsen, auch als Paraprostata bezeichnet. Von seiner Ursprungsstelle sich allmählich vergrößernd, erreicht das Adenom manchmal beträchtliche Ausmaße, bis zu 1/2 Pfund,
und drängt das eigentliche drüsige Prostatagewebe zur Peripherie gegen die fibröse Kapsel, mit welcher es als eine

mehrere Millimeter dicke Schicht, als die sogenannte „chirurgische Kapsel", das adenomatöse Kernstück des Tumors umgibt.

So wie die gesunde Prostata außerhalb oder unterhalb der Blase liegt, so kann auch das Adenom bei seinem Wachstum sich dauernd außerhalb der Blase halten. Es besteht dann aus einem rechten und linken Lappen, die ventral und dorsal durch eine dünne Kommissur verbunden sind; es wird subvesikales Adenom genannt.

Da die Ursprungsstelle des Adenoms, wie gesagt, im kranialen Teil der Prostata, also dicht unterhalb der Blase, liegt, ist es nicht verwunderlich, daß Adenomteile auch einmal blasenwärts vorwachsen. Sie geraten dann, unter der Schleimhaut sich vorschiebend, in den Ring des Sphinkter internus, füllen dessen Oeffnung aus und treten als „intravesikales Adenom" in Erscheinung.

Nachdem der einzige Weg, der einem blasenstrebigen Adenomteil zur Verfügung steht, die Sphinkteröffnung ist, so liegt das intravesikale Adenom immer in der Medianlinie, oder hat unbedingt einen in der Mitte liegenden Stiel und wurde deshalb „Mittellappen" getauft. Diese Bezeichnung ist richtig, vorausgesetzt, daß man sich im klaren ist, daß nur die adenomatös entartete Prostata einen Mittellappen haben kann, niemals aber die normale Prostata. Diese hat nur einen rechten und einen linken Lappen.

Nach diesen nur skizzenhaften, aber doch zum Verständnis notwendigen Ausführungen komme ich nun zu dem Hauptstück meines Vortrages, zu der neuzeitlichen Prostatachirurgie. Diese hat eine ähnliche Entwicklung genommen wie ihre ältere Schwester, die Chirurgie der Blasensteine. Von Anfang an entwickelten sich zwei Methoden: das unblutige, transurethrale Verfahren und die Messeroperation.

Zuerst werde ich das transurethrale Verfahren besprechen. Wie der Lithotriptor in Frankreich erfunden wurde, so waren es auch französische Spezialisten, die um die Mitte des vorigen Jahrhunderts sich mit der Beseitigung von Hindernissen der Urinentleerung befaßten. Diese Männer waren richtige Virtuosen in ihrem Fach. Sie hatten ihr Fingerspitzengefühl zu einer solchen Feinheit ausgebildet, daß sie mit ihren kurzschnabeligen Sonden die Umgebung des inneren Schließmuskels abtasten und barrierenartige Hindernisse, also Zustände, die zu der Prostataatrophie gehören, fühlen konnten. Sie konstruierten Instrumente, mit denen sie den derben Sphinkterrand oder eine hinter ihm liegende Barriere einstellen und durch ein von außen dirigierbares Messerchen einschneiden konnten. Auch Vorrichtungen zum Abquetschen eines vorspringenden Buckels wurden erfunden. Begreiflicherweise blieben diese Methoden in den Händen einzelner Meister und wurden nicht Gemeingut der Chirurgen.

Etwa 1870 veröffentlichte ein Italiener ein neues Instrument. In dem Schnabel war ein stumpfes Platinmesser angebracht, welches durch elektrischen Strom zum Glühen gebracht und durch eine Schraubvorrichtung verschoben werden konnte. Ich habe meinen Lehrer C z e r n y dieses Instrument oft anwenden sehen. Die Arbeit damit war unsicher, nur bei trockener Blase kam das Messer zum Glühen; während C z e r n y mit dem Instrument hantierte, mußten wir Assistenten mit dem Stethoskop oberhalb der Symphyse abhorchen, ob brodelnde Geräusche entstanden. Man konnte mit dem Instrument den Schließmuskel einkerben, konnte auch in eine Prostatawucherung einen Längsgraben einbrennen. Die Tiefenwirkung war schwer zu kontrollieren. Trotz verschiedener Verbesserungen kam das Verfahren wieder in Vergessenheit.

Von einem amerikanischen Urologen wurde ein anderes Prinzip vorgeschlagen. In einem Ausschnitt einer großkalibrigen Röhre konnte man die Umrandung des Schließmuskels einstellen und durch Vorschieben eines Ringmessers ausstanzen. Auch dieses Instrument konnte sich nicht allgemein durchsetzen.

Einen wirklichen Auftrieb bekam die transurethrale Technik erst durch die Entdeckung, daß man mittels Hochfrequenzströmen auch unter Wasser brennen kann. Dadurch wurde die Möglichkeit gegeben, Instrumente zu konstruieren, mit denen man unter cystoskopischer Sicht arbeiten konnte. Es entstand die intravesikale Chirurgie der Blase, die nicht in den Händen ihrer Erfinder blieb, sondern Allgemeingut einer großen Zahl von Spezialisten in allen zivilisierten Ländern wurde.

Den bedeutsamsten Fortschritt für die Chirurgie der Prostata brachte ein in Amerika erfundenes Instrument, dessen Prinzip etwa folgendermaßen beschaffen ist: Ein querstehender Draht, der mit dem Hochfrequenzstrom verbunden ist, wird nach Art eines Baggerkorbes über das zu entfernende Gewebe hinweggezogen, so daß ein Stückchen abgehobelt wird. Durch dauernde Wasserspülung wird der Inhalt der Blase und der Pars prostatica durchsichtig gehalten, so daß die Prozedur unter cystoskopischer Kontrolle geschehen kann. Mit einer Elektrokoagulationssonde kann auch die Blutung gestillt werden. Das Instrument wird auch bei uns gebaut und von vielen Urologen angewendet. Es gelingt damit, beträchtliche Teile eines Adenoms herauszuholen, 25 g in einer Sitzung ist keine Seltenheit. So ist eine ganz neue Operation entstanden, die Elektroresektion der Prostatahypertrophie. Die Amerikaner behaupten, sogar 50 bis 100 g entfernen zu können und sprechen schon von einer transurethralen Prostatektomie. Ueber diese neue Methode ist schon eine gewaltige Literatur entstanden, und wenn auch noch nicht alle Fragen der Indikationsstellung geklärt sind, so kann doch kein Zweifel darüber bestehen, daß dieses Verfahren eine wertvolle Bereicherung der Prostatachirurgie darstellt.

Ich gehe jetzt dazu über, die blutigen Operationsmethoden des Prostatismus zu schildern und beginne mit der sogenannten Prostatektomie, welche vor Erfindung der Elektroresektion lange Zeit fast allein das Feld beherrschte. Ihre ersten Anfänge kamen aus dem Auslande, ebenfalls um die Mitte des vorigen Jahrhunderts, und bestanden aus schüchternen Versuchen, mittels dicker Rohre, die von einem Dammschnitt aus in den Prostatateil der Harnröhre eingeschoben wurden, das Adenom zur Druckatrophie zu bringen oder Stücke aus dem Adenom herauszuschneiden, also partielle Prostatektomien auszuführen.

Mit dem allgemeinen Aufschwung, den die Chirurgie unter dem Einfluß der anti- und aseptischen Wundbehandlung nahm, wurde man kühner, die Berichte über gelungene Eingriffe mehrten sich, so daß im Jahre 1900 auf einem Kongreß in Paris schon 200 Prostatektomien wegen Prostatahypertrophie zusammengestellt werden konnten.

Es ist nicht möglich, einem einzigen Chirurgen das Verdienst zuzusprechen, diese neue Aera der Prostatachirurgie eingeleitet zu haben. Irgendwie und irgendwoher und allmählich sprang die Erkenntnis auf, daß es gar nicht nötig war, die Prostata als Ganzes mitsamt ihrer Kapsel zu exstirpieren, die Adenome ließen sich ja in den meisten Fällen stumpf, dem Tastgefühl nach, aus der Kapsel ausschälen.

Diese Entdeckung der „Enukleierbarkeit" war es in erster Linie, welche die moderne Epoche der Prostatachirurgie einleitete.

Es ist ohneweiters einleuchtend, daß eine Ausschälung der Adenome, bei der die Kapsel unversehrt bleibt, ein wesentlich harmloserer Eingriff ist, als jene extrakapsuläre Totalexstirpation, welche der älteren Chirurgengeneration vorschwebte und welche sie bei dem Prostatakarzinom anwendete.

Die Kapsel, die der Chirurg zurückläßt, besteht — wie oben gesagt — nicht nur aus der eigentlichen bindegewebigen Kapsel, sondern zusätzlich aus dem in die Peripherie gedrängten Prostatagewebe. In Analogie zum Collum chirurgicum humeri erhielt sie den Namen chirurgische Kapsel. Mag darin ein leichter Spott versteckt sein, für den Chirurgen ist diese Kapsel ein Geschenk des Himmels.

Hat man das Adenom in seiner peripheren Grenzschicht durch stumpfe Auslösung ringsum mobilisiert, so
bleibt noch die Frage: Was wird aus der Harnröhre, die
doch mitten durch das Adenom hindurchläuft?

Besteht um den Tunnel der Harnröhre herum etwa
auch eine Grenzschicht, welche die Enukleation zuläßt?
Antwort: Nein.

Wie ich oben auseinandersetzte, entsteht das Adenom
in dem submukösen Gewebe dicht unter der Harnröhrenschleimhaut. Infolgedessen ist das Adenom nach der Harnröhre zu nur mit einer Schleimhaut überzogen, die um so
dünner ist, je größer das Adenom ist. Ueber den intravesi-
kalen Anteilen der Geschwulst ist sie erst recht papierdünn
ausgezogen, durch die Knollen der Neubildung wird außerdem die ursprünglich zylindrische Pars prostatica in bi-
zarrer Weise verzerrt. Meist wird sie zu einem sagittal
stehenden, säbelscheidenartigen Spalt.

Der Gedanke, das Adenom von der Harnröhrenschleimhaut abzupräparieren, hat manchen Chirurgen beschäftigt.
Auch ich habe jahrelang von dieser „konservativen Prostatektomie" geträumt. Der Gedanke ist im allgemeinen nicht
durchführbar. Um das an der äußeren Peripherie enukleierte
Adenom herauszubekommen, muß der prostatische Teil der
Harnröhre, richtiger gesagt, der prostatische Teil der Harn-
röhren s c h l e i m h a u t mitentfernt werden. War ein Teil
des Adenoms in die Blase eingedrungen, so bleibt bei der
Auslösung dieses Anteils der Sphinkter internus zwar in
gedehntem Zustande, aber gerade wegen der submukösen
Lage des Adenoms unverletzt zurück.

Nach der Entfernung der Neubildung ergibt sich also
folgendes Bild: Die Prostatakapsel verbindet wie eine leere
Apfelsinenschale die Harnblase mit der Pars membranacea
urethrae, die Harnröhre endet mit einem kurzen Stummel
im Innern der Kapselhöhle, die Blasenschleimhaut endet
in der Umrandung des Sphinkter internus, der intrakapsu-
läre Teil der Ductus éjaculatorii mit der Ausmündungsstelle
in die Harnröhre ist mitentfernt worden. Mit dem Plexus
venosus vesico-prostaticus und mit den Samenbläschen ist
man gar nicht in Gefechtsberührung gekommen.

Die Blutung kommt hauptsächlich aus dem Bett des
Adenoms, also aus der Innenfläche der Kapsel, sie hat parenchymatösen Charakter und ist schwer zu stillen, der win-
zige Harnröhrenstummel blutet nicht. Im Bereich des Sphinkter internus bluten die Schleimhautgefäße an der Abtren-
nungsstelle. Die Blutung ist auch heute noch eine Gefahr,
B i l l r o t h s Furcht vor ihr war nur zu gut begründet. Aber
seine besorgte Frage, wie sich Blase und Harnröhre wieder

finden sollten, hat eine einfache Antwort gefunden: durch die Erhaltung der Kapsel bleiben Blase und Harnröhre trotz der Trennung miteinander verbunden. Bei der Heilung zieht sich die leere Kapsel unter dem Einfluß der Narbenbildung zusammen, der Sphinkterring nähert sich mehr und mehr dem Harnröhrenende, ein Katheter sorgt dafür, daß ein Kanal bleibt, der sich schließlich noch mit Schleimhaut überzieht.

M. H.! Die Operation muß selbstverständlich mit einem Hautschnitt beginnen und zunächst zur Prostata vordringen. Ich habe in meiner Schilderung mit Absicht diese Reihenfolge nicht gewählt, sondern die Auseinandersetzung des Chirurgen mit dem Adenom an die Spitze gestellt. Denn das ist der Kernpunkt der Operation.

Der Zugang zur Prostata kann entweder von unten her, nach dem Vorbilde der alten Sectio mediana und lateralis perinei, oder von oben her durch die Sectio alta erzwungen werden. Der untere Weg wird, wie mir scheint, mehr von jenen Chirurgen beschritten, die von der allgemeinen Chirurgie zur Urologie gekommen sind, der obere Weg mehr von jenen, die sich aus Urologen zu Chirurgen entwickelt haben. Ein Witzbold hat nach bekannter Analogie die einen die deszendierenden, die anderen die aszendierenden Urologen genannt.

Jeder dieser beiden Zugangswege hat Vorteile und Nachteile. Der Weg von unten ist mit der Gefahr der Mastdarmverletzung belastet, gibt aber die Möglichkeit, unter Sicht zu operieren, die Blutstillung einigermaßen sicher durchzuführen und die Drainage der Wundhöhle am tiefsten Punkt anzulegen.

Der Zugang von oben stand von jeher im Rufe, technisch leichter zu sein. Es wäre besser, zu sagen: die Chirurgen hatten es sich leicht gemacht. Etwa so: Durch eine kleine Sectio alta schiebt man den Zeigefinger in die Blase, reißt mit dem Fingernagel, der für diesen Zweck besonders gepflegt wird, die Schleimhaut ein, schält die Prostata heraus, legt ein dickes Ableitungsrohr ein und — fertig ist die Operation.

Es sind gottlob Anzeichen vorhanden, daß an die Stelle dieser Schnelloperation mit ihrer trügerischen Eleganz ein sorgfältigeres Verfahren tritt. Verbessertes Operationsgerät sorgt für genügende Dehnung der Blaseninzision, so daß man den Blasengrund übersehen kann; Glühbirnen an den Blasenhaken beleuchten das Operationsfeld, eine Saugvorrichtung schafft das Blut weg, so wird es möglich, unter Sicht zu arbeiten und eine gute Blutstillung durchzuführen.

Ein schwacher Punkt des oberen Weges bleibt: Die

Pneumoniegefahr ist wegen der Schmerzbehinderung des
Aushustens durch den Bauchschnitt größer.

Alles in allem kann man sagen: die Wahl des Zugangs-
weges ist nicht das Entscheidende. Die Diskussion über
diese Frage hat sich beruhigt, man kann es jedem Chirurgen überlassen, welchen Zugangsweg er gehen will.

Die Operation, die ich Ihnen geschildert habe, setzt die
Enukleierbarkeit des Adenoms voraus. Das trifft auf die
Mehrzahl der Fälle zu, aber nicht auf alle. Das Gegenstück des Adenoms, die schrumpfenden, atrophischen Formen stellen einen derben Ring dar, der unterhalb oder
innerhalb des Sphinkters liegt. Bei diesen Formen ist eine
Enukleation nicht möglich, hier muß der Ring durch In-
zision oder Exzision gesprengt werden (Sphinkterotomie).
Ferner stößt man auf Uebergangsformen, bei denen kleinere
Adenome in derbes Bindegewebe eingebettet sind, so daß
die Enukleation nur teilweise oder gar nicht möglich ist, und
der Chirurg mit Messer oder Schere die Grenzschicht sorg-
fältig lösen muß, oft genug eine heikle und schwierige
Aufgabe.

Es gäbe noch vieles zu sagen: über Gegenindikationen,
über die Vorbereitung nierengeschädigter Patienten durch
Vorausschicken einer suprapubischen Fistel, über die zweizeitige Operation, über die Unterbindung der Samenleiter
zur Vermeidung der postoperativen Epididymitis, über die
Röntgenbehandlung, über Komplikationen durch Blasenstein
oder Divertikel, über Steinbildung in der Prostata selbst,
über Schuß- und Pfählungsverletzungen, über die Statistik
der Erfolge und Mißerfolge und anderes mehr. Darauf muß
ich bei der Kürze der Zeit verzichten.

Die Hormonbehandlung der Prostata, die seit einigen
Jahren einen breiten Raum im Fachschrifttum einnimmt,
gehört, streng genommen, nicht zur Chirurgie, interessiert
uns aber aufs höchste. Wenn das alles eintreffen sollte,
was die Enthusiasten versprechen, dann brauchen sich die
Prostatiker bald nicht mehr vor unserem scharfen Messer
zu fürchten. Als kritischer Beobachter kann man bestäti-
gen, daß die Behandlung mit männlichen Hormonen in den
Anfangsstadien, bei denen Kongestionszustände und sexuelle
Reiz- und Schwächeerscheinungen im Vordergrund stehen,
anatomische Veränderungen der Prostata aber fehlen, sehr
gute Dienste leistet. Eine Rückbildung schon bestehender
Adenome ist bis jetzt nicht mit Sicherheit beobachtet worden. Ob die Hormonbehandlung als prophylaktisches Mittel
die Adenombildung verhüten kann, muß erst die Zukunft
erweisen.

Noch ein Schlußwort: Die moderne Prostatachirurgie
wird beherrscht von zwei großen Errungenschaften: der

operativen Prostatektomie und der transurethralen Elektroresektion. Beide haben einen hohen Stand der Vervollkomm-
nung erreicht und stehen sich gleichberechtigt gegenüber.
Anfangs schien es, als ob die atrophierenden Schrump-
fungen der transurethralen, die adenomatösen Wucherungen
der operativen Methode gehören würden, die Entwicklung
war eine andere: Die Elektroresektion nahm sich außer
den atrophischen Formen auch der Adenome an, auf der
anderen Seite hat die Operation der Atrophien und Sphink-
tersklerosen durch Sphinkterotomie nichts von ihrer Bedeutung eingebüßt. Die transurethrale Methode ist noch
zu jung, noch zu sehr im Vorwärtsstürmen, als daß man
heute schon feststellen könnte, welche Fälle ihr und welche
der Operation zugewiesen werden sollen. Ich bin überzeugt,
daß sich die Arbeitsgebiete mit fortschreitender Entwicklung von selbst abgrenzen werden.

Eine Erscheinung ist sehr erfreulich: Der Wettstreit
zwischen der operativen und der transurethralen Richtung
hat nicht zu einer Trennung geführt. Im Gegenteil, in zu-
nehmendem Maße findet man beide Methoden in einer Hand
vereinigt: die Chirurgen resezieren und die Urologen operieren. Wenn diese Entwicklung anhält, so sehe ich darin
einen verheißungsvollen Ausblick in die Zukunft unseres
Faches.

Schilddrüsenchirurgie

Von

Professor Dr. **B. Breitner**

Innsbruck

Vom Tisch des Genius fallen ab und zu Brosamen, die ihm selbst wenig beachtlich scheinen, die aber vielen anderen zur Nahruung werden können.

Für B i l l r o t h war die Kropffrage ein operativ technisches Problem. Nur sein universales ärztliches Denken brachte ihn auch darin anatomischen und physiologischen Fragen näher und ließ ihn auch andere Behandlungsformen einer Prüfung unterziehen. Ein Blick in deren Wirrnisse erfaßte das Wesen und lieh ihm dauernde Form.

Wenn der feierliche Anlaß der Enthüllung eines Denkmals für Theodor B i l l r o t h aus seinem Lebenswerk Lichtpunkte aufzeigen soll, dann ist seine Stellung zum Problem der pathologischen Physiologie des Kropfes ein einprägsames Beispiel, wie ein Gedanke eines schöpferischen Menschen Richtung und Weg für viele Nachfahren zu geben vermag.

Seit C o i n d e t s Entdeckung war die Jodtherapie der Strumen zur lebendigsten Frage der konservativen Behandlung geworden. C o i n d e t überblickte das durch Erfahrung gewonnene Tatsachengut ausgezeichnet. Mit ihm erkannten F o r m e y und G r a e f e die abweichenden Wirkungen bei jugendlichen und bei älteren Personen. Und sie bezogen eine schwere Schadensform auf die Zufuhr von Jod. Die Vorstellung vom „Jodismus" wurde beherrschend. Als Abwehr sollte die innere Jodverabreichung durch eine äußere An-

wendung ersetzt werden. S k ö l d b e r g wurde 1855 zum
Begründer der Jodtinkturinjektionen in das Kropfgewebe.
Die erstaunlichen Erfolge, die namentlich L u e c k e (1868),
C h a b o u r e a u (1870) u. a. berichten, wurden streng me-
chanisch durch Erzeugung einer chronischen Bindegewebs-
entzündung erklärt, wodurch das parenchymatöse Drüsen-
gewebe erdrückt wird. Dieser Auffassung pflichtete auch
Th. K o c h e r bei.

Der Streit, ob die Bindegewebsschrumpfung nur der
Wirkung des Alkohols der Jodlösung oder dem Jod als
solchem zuzuschreiben sei, wurde durch Versuche von
S t o e r k zugunsten des Jods entschieden. Es mußte also
eine spezifische Wirkung angenommen werden, die R ö s e r
schon 1844 nach den Experimenten von- O r f i l a darin zu
sehen glaubte, daß es sich um eine „Abschwemmung der
im Kropf befindlichen klebrigen Masse in die Blutbahn"
handeln müsse. L e b e r t erklärt in diesem Sinne das Krankheitsbild des Jodismus als eine Vergiftung des Blutes durch
„resorbierte Schilddrüsensubstanz". Nur so können die auffallende Verkleinerung der Kröpfe und die damit einsetzen-
den klinischen Symptome verstanden werden.

Es ist D e i n i n g e r s Verdienst, das Bild der „Jod-
vergiftung" von jenem der „Kropfsubstanzresorptionskrank-
heit" abgetrennt zu haben. Aber die Erklärung einer reinen Resorptionskrankheit konnte ihm in vielen Fällen, namentlich bei Jugendlichen, nicht genügen, bei denen trotz
raschen Verschwindens des Kropfes keinerlei Symptome
einer Vergiftung bemerkbar waren.

Man stand vor dem Tor in den Raum, der in der Ein-
beziehung der F u n k t i o n d e r S c h i l d d r ü s e die Möglichkeit einer ungezwungenen Erklärung barg. Dieses Tor
öffnete 1876 B i l l r o t h s intuitive Erkenntnis, daß durch
den Einfluß des Jods das Kolloid der Schilddrüse resorbiert
wird. Der Gedanke L e b e r t s von der erzwungenen Resorption von Drüsensubstanz und jener von R ö s e r von
der Resorption der „klebrigen Masse" hatte sich zur Auffassung einer A e n d e r u n g d e r F u n k t i o n d e r D r ü s e
und damit zu einer ersten Beachtung von Morphologie und
Funktion gefunden.

Man wußte damals wenig über das Kolloid. Aber
schon die folgenden Arbeiten von P r i n s aus der Utrechter
Klinik v. E i s e l s b e r g s und von des L i g n e r i s aus
der Klinik K o c h e r s konnten im Tierexperiment eine
Beeinflußbarkeit des Kolloidgehaltes der Drüse feststellen.
v. B r u n s , H a l s t e d u. a. legten Blatt an Blatt zu neuen
Einsichten. 1912 suchte die Schule E i s e l s b e r g s auf
Grund klinischer und tierexperimenteller Studien ein mor-
phologisch-funktionelles System der Schilddrüsenerkrankun-

gen aufzustellen, das von H e d i n g e r, B l a u e l und
R e i c h, S a u e r b r u c h, C l a i r m o n t, H o l s t, S u s a n i,
D e u c h e r, M a r e s c h u. a. zustimmend aufgenommen,
von A s c h o f f, d e Q u e r v a i n und W e g e l i n lange
Zeit hartnäckig abgelehnt wurde, und das heute ohne besondere Betonung im wesentlichen die Grundlage der geltenden Auffassung von der Pathophysiologie der Schilddrüse bildet.

Man muß sich die Auffassung des Kropfproblems zu
B i l l r o t h s Zeiten vor Augen halten, um zu ermessen,
welcher Wandel durch einen einzigen Gedanken geschaffen
wurde. Denn die fortwirkende Bedeutung von B i l l r o t h s
genialer Prägung liegt nicht nur darin, daß eine neue Form
der Deutung gegeben war. Das gesamte physio-pathologi-
sche Geschehen wurde in ein neues Licht gerückt. Aus
einem Gedanken wurde ein System. Und dieses System
baute klare, praktische Richtlinien.

Ein Impromptu bestand die Feuertaufe. Die Vorstellung von der Beeinflußbarkeit der Funktion — ein
Wiegengedanke unübersehbarer Forschungsarbeit — wurde
zur einheitlichen Lenkung jeglicher Heilbehandlung.

Darum dürfen die Grundzüge dieser Auffassung hier
vielleicht deshalb erwähnt werden, weil sie zur Basis der
Therapie jeder Strumenform geworden sind.

Das spezifische Sekret der Schilddrüse, das auf dem
Wege der Blut- und Lymphbahn in den Körper gelangt,
wird bei mangelndem Bedarf des Organismus als Reservematerial in den Drüsenschläuchen gespeichert. Dieses Reservematerial ist das jodfreie Kolloid, das im Bedarfsfalle
in die Follikelzellen rückresorbiert, dort jodiert und durch
basale Sekretion der Blutbahn übergeben wird.

Was man unter der „Funktion" der Schilddrüse ver-
steht, setzt sich aus deren T ä t i g k e i t und ihrer L e i -
s t u n g zusammen. Die Tätigkeit ist morphologisch erfaß-
bar. Sie besteht aus der Produktion des spezifischen Sekretes und aus dessen Abgabe oder Rückstauung. Das klas-
sische Bild der gesteigerten Sekretabschwemmung ist die
Struma parenchymatosa, jenes der Retention die Struma
colloides diffusa.

Die L e i s t u n g der Drüse, d. i. die Auswirkung des
Sekretes im Organismus, ist nur klinisch erkennbar. Vermag
sie die Bedürfnisse des Körpers nicht zu decken, sprechen
wir von Hypothyreoidie, überschreitet sie das Maß des
Notwendigen, ergibt sich das Bild des Hyperthyreoidis-
mus oder der Thyreotoxikose. Betrifft dieser Zustand ein
konstitutionell besonders geartetes Individuum, kommt es
zu den klinischen Erscheinungen des Morbus Basedowi.
Alle übrigen Strumen verlaufen unter dem Bilde des Schild-

drüsengleichgewichtes, da unsere derzeitigen Untersuchungsmethoden feinere Schwankungen noch nicht erfassen lassen. Weder der morphologische Befund noch der klinische Eindruck allein gestatten einen bindenden Rückschluß von dem einen auf den andern. Das histologische Bild sagt nur über die Tätigkeit, das klinische nur über die Auswirkung dieser Tätigkeit aus. Basedowähnliche Drüsenbefunde können mit klinischer Euthyreoidie, eutrophisch-hyperrhoische Phasen mit Basedowschen Symptomen verknüpft sein.

Anhaltende Stauung oder beschleunigte Abfuhr des Speichersekretes können physiologisch bedingt sein (z. B. Gravidität oder Adoleszentenalter) oder es kann eine Störung des Sekretionsvorganges der Grund sein (endokrine oder neurovegetative Störung u. a.). Sowohl die vermehrte Sekretstauung wie die gesteigerte Abschwemmung sind reversible Zustände, die durch körpereigene oder medikamentöse Beeinflussung hervorgerufen werden können.

Von den uns bekannten Medikamenten wirkt das Jod entgegen der funktionellen Richtung der Drüse: die Tendenz zur Stauung wird in jene zur Ausschüttung, die Tendenz zur Ausschüttung in jene zur Stauung gewandelt. Daher können beim reinen Stauungskropf, bei der klassischen eutrophischen Kolloidstruma, nach Jodzufuhr thyreotoxische Erscheinungen auftreten, während die Strumen mit extremer Sekretausschüttungstendenz wie die genuine Basedowstruma zur Sekretretention gezwungen wird. Der Erfolg der „Plummerung" beim genuinen Morbus Basedowi findet darin seine Erklärung.

Eine systematische Behandlung mit Jod ist daher angezeigt: bei den meisten Fällen von kongenitaler Struma, bei der Adoleszentenstruma und bei diffusen Kröpfen Erwachsener mit erweisbaren hypothyreoten Zeichen; außerdem als Operationsvorbereitung beim Morbus Basedowi, bis das sympathisch-parasympathische Gleichgewicht erreicht ist.

Mechanische, durch einen Kropf verursachte Schäden erfordern in der Mehrzahl der Fälle eine operative Verkleinerung des Organs. Es ist klar, daß eine Beraubung des Körpers von funktionstüchtigem Epithel, das bisher den Zustand der Euthyreoidie, wenn auch mit mechanischen Störungen verbürgte, ein Nachwachsen des Strumenrestes, ein Rezidiv, zur Folge haben muß. Nach der Resektion von funktionstüchtiger Strumensubstanz muß daher durch systematische Verabreichung von Schilddrüsensubstanz dem Rezidiv entgegengetreten werden.

Die konstitutionelle Grundlage des Basedowikers wird durch den Eingriff an der Schilddrüse natürlich nicht aus der Welt geschafft. Aber der „Multiplikator des Irrtums",

wie ihn v. M i k u l i c z nannte, wird verkleinert und für
längere Zeit, manchmal für immer, lahmgelegt. Hier ist also
postoperativ fallweise die Hilfe des Internisten anzurufen.
Das ganze Fragengebiet der Kropfprophylaxe im Endemiegebiet, die Betreuung Gravider, die Behandlung des
Schulkropfes, die Vermeidung des postoperativen Rezidivs
und viele andere Fragen sind in dieser Darstellung eindeutig geklärt. Aber diese Lehre von den funktionellen Erkrankungen der Schilddrüse bezieht sich grundsätzlich nur auf
die diffusen Strumenformen.

Diese treten aber an Häufigkeit gegenüber jenen Formen zurück, die wir entweder als reine K n o t e n k r ö p f e
oder als M i s c h f o r m e n bezeichnen. Hier beherrscht die
äußere Asymmetrie und die Ungleichheit im feingeweb-
lichen Bild den Eindruck.

. Anscheinend können wir mit vollem Recht von zwei
Formen der Adenome sprechen. Von solchen, die als Bla-
stome aufzufassen sind, wie wir sie an anderen drüsigen
Organen finden. Sie zeigen ein autonomes Wachstum, sind
durch eine Kapsel begrenzt und lassen vielfach einen deut-
lichen Erbgang erkennen. Erfahrungen amerikanischer Chirurgen an vielen Tausenden von Fällen haben gezeigt, daß
die in solchen Adenomen häufigen Metamorphosen (Blutung,
Liquifizierung u. a.) toxische Erscheinungen auslösen können. Aber auch beim Vorhandensein reiner parenchymatöser
Adenome in sonst normalem Mutterboden werden thyreotoxische Symptome beobachtet. Diese reine Form des „Toxic
adenoma" bezeugt einwandfrei seinen funktionellen Charakter.

Nun ist uns seit den Untersuchungen von W a h l b e r g
bekannt, daß in der normalen Schilddrüse ein regionärer
Arbeitsschichtwechsel besteht, wenn wir die gleichzeitig
nebeneinander bestehenden funktionellen Phasen so bezeichnen darf. Diese Tatsache legt den Gedanken nahe, daß
bei gesteigerter Anforderung an die Schilddrüse die aktiven
Drüseninseln zu Epithelsprossung und Gewebsanbau be-
fähigt werden. Diese im interstitiellen Gewebe neu gebildeten Follikel, die interfollikuläre Adenomatose, sind nach
den Feststellungen von W a h l b e r g bei jeglicher Erhöhung
der zellulären Aktivität in bedeutender Steigerung bemerkbar. Es ist also auch diese Form adenomatöser Bildung
an eine geänderte Tätigkeit der Drüse gekoppelt. Die for-
male Aenderung ist gleichsinnig wie in den diffusen Drüsen-
teilen.

Warum im einen Fall bei gesteigerter Anforderung an
die Drüse eine diffuse Gewebshyperplasie auftritt, im anderen Fall eine umschriebene, dafür ist bis heute eine
ausreichende Erklärung nicht gegeben.

Vielleicht ist die Annahme berechtigt, daß die diffuse Hyperplasie die physiologische Antwort des Organs ausdrückt, während die knotige Hyperplasie als pathologische, nicht einheitlich gelenkte aufzufassen wäre. J. H o l s t hat dem Problem des Schilddrüsenadenoms eine äußerst bemerkenswerte Studie gewidmet, die zu ähnlichen Folgerungen kommt.

Ueber die funktionelle Natur der Adenome besteht heute kein Zweifel mehr. Er war übrigens schon lange gebannt durch drei grundlegende Beobachtungen: 1. durch die von A s c h o f f betonte Abhängigkeit der Adenomhäufigkeit vom Lebensalter; 2. durch die Feststellung von K l o e p - p e l, daß im Endemiegebiet die Häufigkeit der Adenome mit der Intensität der Endemie zunimmt; 3. durch das G o l d - O r a t o r sche Gesetz von dem morphologisch-funktionellen Parallelismus von Adenom und Mutterboden.

Mit der Ueberzeugung vom funktionellen Charakter der Adenome ist aber dieses Problem nur in einem Punkt geklärt. Das Verhalten des Jodstoffwechsels der Euthyreoten, besonders aber der toxischen Adenome ergibt eine Fülle von Fragen, deren Lösung zur wissenschaftlichen Behauptung des Adenomcharakters gefordert werden muß.

Die Untersuchung des Jodgehältes im Armvenenblut, im Schilddrüsenarterien- und -venenblut und in der Kropfsubstanz gestattet eine graphische Typisierung der Strumen von weitgehender Gesetzmäßigkeit. Bei den Adenomen und besonders bei den toxischen Formen ist zunächst keine Gleichartigkeit erkennbar. Ja, die Bewegungen der Jodwerte laufen manchmal entgegen jeder Erwartung und sonstigen Erfahrung. Bei euthyreoten Adenomen beträgt der Jodwert der Adenome mehr als das Doppelte des präexistenten Schilddrüsengewebes. Beim toxischen Adenom entspricht er, entgegen allen sonstigen Beobachtungen, ungefähr der Hälfte des Wertes der diffusen Substanz. Lugol bedingt ein Absinken des Jodspiegels im Armvenenblut und sogar der Jodgehalt des Strumenvenenblutes sinkt unter jenen des arteriellen Schilddrüsenblutes. Der postoperative Jodsturz ist ganz gering.

In diesen Befunden zeigt sich ein wesentliches Abweichen der Adenome von den Vorgängen in anderen Strumenformen. Da es sich um rein funktionelle Vorgänge handelt, wird dadurch unterstrichen, daß eben auch das Adenomproblem ein funktionelles ist.

Hier sind Fragen aufgezeigt, die in unserer Zeit beantwortet werden müssen. Aber es sind k a u m m e h r c h i r - u r g i s c h e F r a g e n. Die Vielgestalt technischer Methoden hat sich zur Standardmethode der beidseitigen ein-

zeitigen, ausgedehnten Organresektion gefunden, die in allen
Fällen Anwendung findet und neben der höchstens die Ausschälung vielfacher Adenome unter Belassung des präexistenten Schilddrüsengewebes eine Berechtigung hat. Es
ist dazu selten genug Gelegenheit. Ebenso kommt auch
die sogenannte unvollendete Operation nach C r i l e bei besonders schweren Basedowfällen nur ausnahmsweise zur
Anwendung.

Die Chirurgie hat ein weites Indikationsgebiet den konservativen Maßnahmen zurückgegeben. Durch tieferen Einblick in die Pathophysiologie der Schilddrüse wurde vielen
Eingriffen ihre Berechtigung genommen. So kann heute das
Thema „Schilddrüsenchirurgie" vielleicht am klarsten ab-
gehandelt werden, wenn eine streng nach pathophysiologi-
schen Erkenntnissen gelenkte Indikationsstellung und die
Standardmethode als die allein zweckmäßige gefordert
werden.

Das ist weder Bequemlichkeit noch Kapitulation. Es
ist nur die Folgerung aus einer biologischen Anschauung,
der einst B i l l r o t h Pate gestanden ist.

Noch in den Lernstunden unserer Lehrer galt der
Satz: Von einer Funktion der Schilddrüse ist nichts bekannt. Sollte sie eine haben, kann sie nur eine ganz un-
deutende sein. Heute wissen wir nicht nur um die Phase
der apikalen und der basalen Sekretion der Follikelepi-
thelien, nicht nur um das nervöse Gitterwerk des
neurohormonalen Systems. Die Lehre von der Physiologie
und Pathophysiologie der Schilddrüse begann und krönte
den geistigen Bau, der als unser Wissen von den endokrinen
Geschehnissen Begabung und Arbeit zweier Generationen
der Forschung in den Adel hob.

Das Jod in seiner biologischen Wirksamkeit war damals unbekannt. So unbekannt, wie es heute noch manche
Metalle im Hinblick auf unsere Frage sind. Heute lenken
wir im Ausmaß von Milligrammen seine Beeinflussung
der Schilddrüsentätigkeit, die Mikroskopie des Organs und
die Mikrochemie des Blutes zeigen uns die Grenzen je-
weiliger Verwertbarkeit.

Aber der Probleme sind nicht weniger geworden. Sie
haben sich verdichtet und sie sind gewachsen. Vielleicht
war es mir möglich, das in kleinem Umfange aufzuzeigen.

Wieder steht alles voll goldener Aehren. Und die Si-
cheln sind geschärft. Es bedarf nur dessen, der den Schnitt
lenkt, damit die Bündel fallen und als Brot neuer Erkenntnis auf unseren Tisch kommen.

Unter Theodor B i l l r o t h s Hand fiel eine rauschende
Garbe. Wir haben uns lange davon genährt. Aber wir
wissen um das Bedürfnis nach Neuem.

B i l l r o t h s Randbemerkung zum Strumenproblem war das Ergebnis einer Intuition. Es war Theorie. Wie viele kritische Axthiebe, wie viele Nadelstiche einer „Ausnahme" mußte diese Theorie erfahren, ehe sie zum Besitz der Zeit wurde.

In der Welt der Wissenschaft darf aber weder die Idee gegen den Befund, noch dieser gegen jene ausgespielt werden. Es ist ein gleicher Irrtum, zu glauben, daß Tatsachen modellierbar sind, wie jener, daß eine „Tatsache" einen gedanklichen Bau zu korrigieren vermag. Der Geist, der durch die Tatsachen, aus denen er schöpft, beherrscht wird, beherrscht diese durch die Möglichkeit ihrer Wertung und Gliederung. Alles Wissen über das Wesen der Natur ist im Grunde nur eine Form der Anschauung.

Die klare Prägung einer Anschauung im Rahmen des Zeitgeistes, in der Weite seiner Horizonte, in der Dynamik seines Wesens, in der Formgebung seiner Sprache ist das Werk schöpferischer Menschen. Zur Nutzbarmachung bleibt Arbeit für andere genug. Wo Könige bauen, haben die Kärrner zu tun.

Kriegschirurgie

Von

Professor Dr. L. Schönbauer

Wien

Kriegschirurgie und plastische Chirurgie sind die ältesten Zweige unserer Wissenschaft. Schon vor 25.000 Jahren haben im südlichen Frankreich und im nördlichen Spanien unsere Vorfahren sich mit dem Faustkeil oder der Steinschleuder gegen ihre Feinde gewehrt. Mehr als 200 Schädel der Neusteinzeit geben Zeugnis dafür, daß damals schon operative Eingriffe am Schädel durchgeführt wurden, und offenbar mit Erfolg, denn die fortgeschrittene Knochenheilung zeigt, daß die Verletzten den Eingriff jahrelang überlebt haben. Auch gebrochene Glieder verstand man in jener Zeit ausgezeichnet zu schienen, und nicht weniger als 53·8% der zahlreichen gefundenen Knochen nach Knochenbruch zeigen eine befriedigende Heilung. 5000 Jahre vor unserer Zeitrechnung haben die Aegypter die Knochenbrüche mit gepolsterten Schienen zu behandeln verstanden. So waren Wundbehandlung und Knochenbruchbehandlung das Ursprüngliche und Erste in der Chirurgie. Die Anfertigung von Armprothesen und Unterschenkelprothesen stand im dritten Jahrhundert vor unserer Zeitrechnung in so hoher Blüte, daß Soldaten mit Prothesen noch kampffähig gemacht wurden, also, wie wir es jetzt bezeichnen, kriegsverwendungsfähig waren. In der Behandlung der Wunden war es insbesondere die enorme Reinlichkeit, die den Indern nachgerühmt wird, die zu guten Erfolgen führte, die Griechen haben es im Ausziehen von Pfeilspitzen zur hohen Kunstfertigkeit gebracht und nach einer Auffassung soll der Name Iatros von Ios, der Pfeil, abgeleitet sein. Als Desinfektionsmittel finden wir bei den Griechen Wein in Verwendung, Alkoholumschläge wurden empfohlen, Oel wurde, wie wir aus der Bibel wissen, in die Wunde gegossen. Viel später kamen Schwefelsäure, hypermangansaures Kali in Anwendung, schließlich vor Lister durch Lemaire und Küchenmeister 1863 die Karbolsäure.

Alles von dem Gedankengut und von der Erfahrung der Alten wurde vergessen; das Mittelalter hatte lange nicht so gut eingerichtete Spitäler wie die Zeit um Augustus, die Behandlung der Wunden spielte sich in einer Weise ab, die nicht etwa durch den Mangel an wirksamen Mitteln, sondern durch einen Ueberfluß an positiven Schädlichkeiten gekennzeichnet war. Mit Sonden wurde in die Wunde gebohrt, Ausstopfen der Wunde mit Charpie war ein Dogma. Gegen Ende der Napoleonischen Zeit hat Vinzenz v. Kern, den Ernst v. Bergmann den Begründer der ersten selbständig denkenden und arbeitenden Chirurgenschule nennt, in Wien die einfachsten Mittel zur Wundbehandlung eingeführt; Ruhigstellung der Extremität und Umschläge mit Leinwandläppchen, die in laues Wasser getaucht wurden, waren die einzige Behandlung. Daß auch diese Behandlung nicht erstmalig durchgeführt wurde, daß sie aus der Volksmedizin stammt, zeigt eine Mitteilung von Percy, daß 1785 schon ein elsässischer Müller verwundete Kanoniere mit Quellwasser behandelte. Und wieder einige Jahrzehnte später war es Ignaz Philipp Semmelweis, 1847 in Wien, der die aseptische Behandlung in der Geburtshilfe einführte. Durch Virchows Arbeiten 1846 bis 1856 über Infektionen, Sepsis und Pyämie war man über Ausgangspunkt und Weg der Infektionen gut unterrichtet. 20 Jahre nach Semmelweis, 1867, hat Lister das Verfahren der antiseptischen Wundbehandlung angegeben, nachdem Pasteur 1861 den Nachweis erbracht hatte, daß Mikroorganismen Fäulnis und Gärung verursachen.

Fast 100 Jahre sind es her, 14. Oktober 1846, daß die erste Operation am Menschen in Aethernarkose in Boston ausgeführt wurde. Die Kunde von der neuen Entdeckung verbreitete sich rasch in der Welt, gelangte nach London, woselbst am 17. Dezember 1846 zum erstenmal dieses Mittel angewendet wurde. Wieder einige Tage später, am 22. Dezember 1846, wurde in Paris die erste Narkose gemacht und am 12. Januar 1847 machte Malgaigne die erste wissenschaftliche Mitteilung, am 1. Februar 1847 hat der greise Velpeau die Wirksamkeit des Mittels bestätigt. Franz Schuh hat in Wien am 27. Januar 1847 die erste Narkose vorgenommen, nachdem Hayfelder in Erlangen am 24. Januar 1847, Rothmund in München

und B r u n s in Tübingen am 25. Januar 1847 das erste Mal
in Narkose operiert hatten. Narkose und antiseptische
Wundbehandlung waren demnach bekannt, als B i l l r o t h
Kriegschirurgie in großem Ausmaß trieb. Wenn wir B i l l -
r o t h s auch heute noch lesenswerte „Chirurgische Briefe
aus den Lazarethen in Weissenburg und Mannheim 1870"
lesen, so können wir feststellen, daß 60% von den Oberschenkelschußfrakturen zugrunde gingen. Von 2021 konservativ behandelten Oberschenkelschußfrakturen starben 60%.
Man glaubte also, daß diese Verletzungen sofort amputiert
werden müssen; L a r r e y und R i b b e r traten für möglichst frühzeitige Amputation ein; eine Statistik von B i l l -
r o t h, die sich auf 3721 amputierte Fälle von Oberschenkelschußfrakturen bezog, ergab eine noch höhere Sterblichkeit. Wenn im folgenden versucht wird, einen Vergleich der
Ergebnisse der Kriegschirurgie zu B i l l r o t h s Zeiten mit
den Ergebnissen des Weltkrieges und des jetzigen Krieges
aufzustellen, so kann sich dieser Vergleich nur auf die
Extremitätenverletzungen beziehen, da Operationen am Ge-
hirn und im Abdomen zur Zeit des Deutsch-Französischen
Krieges nur in den seltensten Fällen vorgenommen wurden. Dementsprechend erhebt dieser Vortrag keinen An-
spruch auf Vollständigkeit.
     Von 19 Verletzungen der oberen Extremitäten, die B i l l -
r o t h behandelte, starben 3, von den 12 Fällen mit Hüftgelenk-
schüssen gingen alle zugrunde. Statistiken aus der gleichen
Zeit berichten ebenfalls über 90 bis 96% Sterblichkeit. Die
Sterblichkeit der Oberschenkelschußbrüche betrug bei B i l l -
r o t h selbst 50% und war nicht geringer als jene anderer
Statistiken. Die meisten dieser Verwundeten starben an
Allgemeininfektion, wobei die Amputation den tödlichen
Ausgang nicht mehr verhindern konnte. Von 10 sekundären
Blutungen gingen 7 an der Blutung zugrunde. Bei den Ver-
letzungen des Kniegelenkes forderten die erfahrensten
Kriegschirurgen die sofortige Amputation; so ist es in den
Memoiren von L a r r e y zu lesen, in den Grundzügen der
allgemeinen Kriegschirurgie von P i r o g o f f, in den „Prin-
ciples of military surgery" von John H e n n e n; das hat
auch S t r o h m e y e r verlangt; P i r o g o f f klagt, daß in
Sebastopol alle ins Knie Geschossenen starben, gleichgültig
ob amputiert wurde oder nicht, und erwartet bessere Resultate
von der Resektion. Aber auch die Resektion erfüllte die
Erwartungen nicht, denn G u r l t zeigt, daß von 132 Fällen
nach Knieschüssen nicht weniger als 107, das sind 81·68%,
starben.
     In den Jahren nach dem Deutsch-Französischen Krieg
wurden bemerkenswerte Entdeckungen auch auf dem Gebiete der Wundbehandlung gemacht. 1873 teilte E s m a r c h

den in Berlin am Kongreß versammelten Chirurgen seine Erfindung mit, die Extremität blutleer zu operieren, eine Methode, die vor ihm gelegentlich C h a s s a i g n a c, Grand e s s o S i l v e s t e r und, bei einem sehr großen Sarkom der weichen Schädeldecken, D u m r e i c h e r angewendet hatten.

So waren zu Ende des vorigen Jahrhunderts, also vor 50 Jahren, die drei Säulen errichtet: Narkose, Blutleere und Wundbehandlung, auf denen sich das stolze Gebäude der Chirurgie erheben konnte.

Schließlich waren die Arbeiten von S c h i m m e l b u s c h und F r i e d r i c h bekannt, die sich auf Verletzungen des Friedens und auch des Krieges beziehen. Da von der F r i e d r i c h schen Wundbehandlung auch in der modernen Kriegschirurgie die Rede ist, Kriegschirurgie nichts anderes ist als Behandlung von Wunden, möchte ich ganz kurz darauf eingehen.

Zunächst zeigte S c h i m m e l b u s c h, daß Mäuse zugrunde gingen, wann man mit einer Platinöse eine frische Milzbrandkultur in eine Wunde an der Schwanzspitze einbrachte. Er zeigte, daß 5 Minuten nach der Einbringung die Amputation des Schwanzes noch lebensrettend wirkte, nach 10 Minuten der verstümmelnde Eingriff nutzlos war. F r i e d r i c h machte ähnliche Versuche mit Gartenerde, die er in Muskelwunden von Meerschweinchen einbrachte. Die Tiere gingen nach 40 bis 50 Stunden zugrunde; wenn er aber bis zur sechsten Stunde die Wunde exzidierte, blieben die Tiere am Leben. Des weiteren wies er nach, daß bei Friedensverletzungen die Verhältnisse bei Menschen hinsichtlich des zeitlichen Eintrittes der Infektion günstiger liegen. Er wendete dieses Verfahren bei zahlreichen Friedensverletzungen an und machte hin und wieder einen teilweisen Verschluß des Wundgebietes. Er hat, wie ausdrücklich festgestellt werden muß, die primäre Wundnaht nur in seltensten Fällen angewendet. Seine Arbeiten wurden vielfach mißverstanden oder ungenügend studiert. Der Begriff F r i e d r i c h sche Wundbehandlung war Wundexzision und sehr zu Unrecht primäre Naht.

Mit dem Rüstzeug der Errungenschaften des vorigen Jahrhunderts gingen wir in den ersten Weltkrieg und hofften, nun auch bei unseren Verwundeten weitaus bessere Resultate zu erzielen als in früheren Kriegen. Die Hoffnungen, die wir zu Beginn des Krieges besonders auf die moderne Wundbehandlung setzten, wurden grausam enttäuscht. Groß war die Zahl schwerster Wundinfektionen, bedingt durch die neuzeitlichen Kriegsmittel, die Erdbodenbeschaffenheit, die mangelhafte Körperpflege bei Soldaten im Bewegungskrieg und Schützengrabenkrieg. Wie sehr wur-

den wir an jene vorantiseptische Zeit erinnert, in der die
Aerzte schwerinfizierte Wunden in ihre Behandlung be-
kamen, die Kriegschirurgie sich als septische Chirurgie
schwerster Art darstellte. Wie mußten ausgezeichnete Aerzte
versagen, die auf dem Gebiete der aseptischen Chirurgie
als Kropf-, Magen-Darmoperateure sich einen hervorragenden Ruf erworben hatten und nun einer völlig anderen
Chirurgie gegenüberstanden, für die sie Gleiches nicht in
ihrer Erinnerung fanden. Fast alle Kriegsverletzungen haben
wir von Haus aus als infiziert zu betrachten. Statistiken
zeigen, daß in 70% Infektionen bei Frakturen zu erwarten
sind, daß Hirn-, Rückenmark- und Lungenschüsse über 50%
als infiziert, Gelenke bis 90% als infiziert anzusehen sind;
nach B i e r sind alle Granat- und Minenverletzungen anaerob
infiziert.

Wir stehen also in der Kriegschirurgie infizierten Wunden gegenüber. Wollen wir noch einmal überlegen, wie wir
uns in der Friedenschirurgie verhalten. Welcher Chirurg,
der in den Gesetzen der Antisepsis erzogen wurde, würde
eine aseptische Operation durchführen, wenn nur eine geringe Hautveränderung sich darbietet? Er schiebt die Operation so lange hinaus, bis die Haut einwandfrei gesund ist.
Wir mußten also Kriegsverletzungen, die von Haus aus
als infiziert zu betrachten sind, nach anderen Regeln behandeln als jene, die wir im aseptischen Operationssaal
üben. Selbstverständlich haben wir zerrissenes, zerfetztes
und nekrotisches Gewebe zu entfernen, darüber hinaus aber
die Wunde so zu behandeln, wie wir eine infizierte Wunde
behandeln. Wir sind nicht mehr berechtigt, die Wundexzision nach F r i e d r i c h und anschließende Naht durchzuführen. Der Traum von der totalen Ausschneidung fri-
scher Schußverletzungen ist ausgeträumt (K i r s c h n e r),
sie kommt bei Menschen nicht in Frage (O e h l e c k e r).
Es bleibt nur die Herrichtung der Wunde übrig, gleichgültig,
ob wir diesen Vorgang chirurgische Wundbehandlung oder
chirurgische Wundrevision nennen. Dazu gehört die von
B e r g m a n n schon empfohlene und systematisch durchgeführte Ruhigstellung der Wunde, auch der Extremitäten-
weichteilwunde, und bei der Uebernahme der Verwundeten die so notwendige Morphiuminjektion. Mit Antisepticis,
Jodtinktur, Sepsotinktur, mit den Mitteln der tiefen Anti-
septica, den Chininpräparaten, Vucin, Rivanol und der-
gleichen haben wir im ersten Weltkrieg nichts Besonderes
gesehen. Die modernen Sulfonamide werden von den einen
außerordentlich gelobt, während andere schon vor über-
triebenem Optimismus warnen. Jedenfalls glauben wir, den
Erfolg der Chemotherapie, des Prontosils, des Prontalbin-
Mesudin zugeben zu müssen.

Hatten wir es im ersten Weltkrieg mit Infanterie-, Artillerieverletzungen und selten mit Verletzungen durch Fliegerbomben zu tun, hatten wir namhafte Verluste durch den Gaskrieg zu verzeichnen, so ist dieser Krieg dadurch gekennzeichnet, daß bis jetzt Gaskampfmittel noch nicht eingesetzt wurden, daß wir es aber mit Explosionsgeschossen zu tun haben, die ausgedehnte Weichteilverletzungen erzeugen und eine Menge größerer und kleinerer Splitter in die Weichteile hineinbringen, die bei der primären Wundversorgung nicht beseitigt werden können und wegen der ausgedehnten Weichteilverletzungen häufig die primäre Amputation erfordern. Es kann also auch dort, wo die Extremität primär erhalten werden kann, mit einer restlosen Entfernung der Fremdkörper nicht gerechnet und es muß das ganze Wundgebiet als weitgehend infiziert aufgefaßt werden. Die logische Folgerung dieser Erkenntnis kann daher nur eine primäre Wundbehandlung anstreben, die nichts anderes ist, als der sich zwangsläufig entwickelnden Phlegmone beste Abflußbedingungen zu verschaffen. Um dieses Ziel zu erreichen, müssen wir die Wege kennen, auf denen sich Infektionen verbreiten.

Schon im ersten Weltkrieg hat L ä w e n die Wege angegeben, auf denen Infektionen weiterschreiten; V i d a l und K y r l e haben diese Verbreitungswege genau studiert. Am häufigsten finden sich Eiterungen am Unterschenkel zwischen Gastroknemius und den tiefen Beugern, am Oberschenkel in dem Bindegewebsraum zwischen Beugern und Adduktoren entlang dem Nervus ischiadicus. An der Vorderseite des Oberschenkels sind Eiterungen zu erwarten im Adduktorenkanal und entlang der großen Gefäße. Von hier aus kann die Eiterung häufig entlang der Lacuna vasorum und musculorum verfolgt werden, an der Hinterseite des Oberschenkels entlang dem Nervus ischiadicus bis unter den Glutaeus medius.

Tetanusinfektionen sind dank der obligatorisch durchgeführten Prophylaxe selten geworden, der Kampf, der vor diesem Krieg in den chirurgischen Zeitschriften über Wert und Unwert der Tetanusprophylaxe ausgefochten wurde, war in Anbetracht der Erfahrungen des Weltkrieges fruchtlos. Die Prophylaxe des Gasbrandes wirkte sich nicht in dem Maße aus wie bei Tetanusinfektion, doch scheint der Weg, der beschritten wird und den insbesondere B i e l i n g und N o r d m a n n in einer eben erschienenen Arbeit zeigen, aussichtsreich zu sein.

Die Kriegschirurgie ist, so wie sie sich darbietet, eine septische Chirurgie, und zwar hauptsächlich eine Chirurgie der Extremitäten; damit soll aber nicht gesagt sein, daß die Extremitätenverletzungen prozentual so häufig sind,

wie sie sich darbieten, da Verletzungen des Schädels und des
Stammes häufig nicht mehr in ärztliche Behandlung kommen.

Im Weltkrieg waren nach der Statistik von F r a n z
63·6% aller Verletzungen solche der Extremitäten, und
zwar in einem Verhältnis beider oberen Extremitäten 1 : 1·7,
der unteren 1 : 2·5.

T r u e t a hat unter 1000 Schußfrakturen nur 0·5%
Sterblichkeit, Imeno V i d a l, ein Schüler B ö h l e r s, hat
unter 600 Oberschenkelfrakturen nur 3·6% Sterblichkeit und
nur sehr geringe Verkürzung und Fragmentdeviation.

Die Statistiken aus dem ersten Weltkrieg ergeben allerdings bei den Oberschenkelfrakturen 42·5% Mortalität im
Felde und 9% in den Kriegs- und Heimatlazaretten, durchschnittlich 23·3% Sterblichkeit und die annähernd gleiche
Zahl von 24·4% Sterblichkeit finden wir in den amerikanischen Statistiken als Gesamtzahl.

Im Heimatspital ist die Frage nach der Behandlung
der Wundinfektion neben der Behandlung des Knochen-
bruches die wichtigste. Eine Statistik von G o e d e l über
die Todesfälle an Wundinfektion im Zeitraum eines halben
Jahres ergibt 47 Autopsien. Dabei handelt es sich in drei
Fällen um Hirnabszesse, zweimal um Arrosionsblutung, in
einem Fall um eine maligne Endokarditis, viermal um
Pneumonien, einmal um Nephritis, zweimal um einen Herz-
tod und fünfmal um Diphtherie; doch sind 2 Fälle an Anämie nach Oberschenkelamputation und 26 Fälle an Sepsis
bzw. Septikopyämie zugrunde gegangen. Bei der Durcharbei-
tung der Aufzeichnungen von G o e d e l findet man gerade
bei diesen 26 Fällen, daß der eine oder der andere durch
eine rechtzeitig vorgenommene Amputation hätte gerettet
werden können; freilich ist die Indikationsstellung bei Oberschenkelschußfrakturen besonders schwierig. So hat V i d a l
unter 600 Oberschenkelschußfrakturen 22 verloren, darunter 6 an Verblutung, 12 an Sepsis. Er gibt zu, daß er
vielleicht zu konservativ war und doch manchmal hätte
amputieren sollen; die ausgezeichneten Resultate V i d a l s
und die von ihm zugegebene Möglichkeit, in ganz wenigen
Fällen zu konservativ gewesen zu sein, zeigen die Schwierigkeit der Anzeige.

Bei den Oberschenkelfrakturen ist die Frage, ob mit
Gipsverband oder Extension behandelt werden soll, noch
nicht geklärt. In den zwanzig wehrchirurgischen Sitzungen,
die in den letzten zwei Jahren unter Vorsitz des Herrn
Generalstabsarztes Professor Z i m m e r in Wien abgehalten
wurden und als deren Niederschlag soeben das zweibändige
Werk von Z i m m e r über Kriegschirurgie erschienen ist,
wurden diese und andere Fragen der Kriegschirurgie eingehend erörtert.

D e m m e r sieht in der primären und sekundären Fixation der Frakturen durch Gipsverband die beste Methode der Behandlung. Ohneweiters ist D e m m e r zuzugeben, daß die Ruhigstellung durch den Gipsverband eine noch bessere und sicherere ist als durch die Extension. Anderseits darf nicht übersehen werden, daß nur die offene Extensionsbehandlung uns erlaubt, auch bei geringsten Temperatursteigerungen eine genaue Untersuchung des Patienten vorzunehmen und eine etwa vorhandene Infektion zeitgerecht zu erkennen und entsprechend zu behandeln. Der Gipsverband ist als Transportverband in Anwendung zu bringen, und da muß er, wie B ö h l e r ausgeführt, gepolstert sein. Bei stationärer Behandlung wird nur die Extension in Frage kommen (die insbesondere F r i s c h und L e h m a n n verlangen), vor allem wegen der Beobachtung der Infektion, dann auch, um etwaige Gefäßstörungen zeitgerecht zu erkennen und entsprechend zu behandeln.

Es erschien mir notwendig, durch Studium des Schrifttums die Beantwortung der Frage: Extensionsbehandlung oder Gipsbehandlung? zu vertiefen. L ä w e n empfiehlt für den Truppenverbandplatz Draht oder Notschienen, vom Feldlazarett an Gipsverbände, namentlich Gipsschienen; die Drahtextension soll dort, wo eine ständige Röntgenkontrolle möglich ist, möglichst frühzeitig angelegt werden, also im Reservelazarett der Heimat. So wie er ist B i n h o l d für Fixation mit Transportschienen am Hauptverbandplatz, während B a e y e r bei Oberschenkelschußfrakturen für den Transport den zirkulären Gipsverband empfiehlt, den er allerdings für die Dauerbehandlung verwirft. Doch wird er nicht anzulegen sein — nach R o g g e — bei Transport ins Ungewisse, ohne Sicherheit einer dauernden sachgemäßen Behandlung, wenn mit dem Weiterschreiten der Infektion gerechnet werden muß, wenn eine Nachblutung zu erwarten ist; in diesen Fällen ist der Schienengleitverband zu verwenden. Ist demnach in den Heimatlazaretten die Extensionsbehandlung immer noch die Methode der Wahl, so ist berechtigterweise die von B ö h l e r gerade in der letzten Zeit scharf betonte Forderung nach r i c h t i g e r Ausführung der Extension anzuerkennen. Durch Ueberextension, also zu starke Belastung der Extremität, entstehen Pseudarthrosen, die, wenn sie überhaupt ausgeheilt werden können, doch die Behandlungsdauer um Monate, ja selbst Jahre hinauszögern.

Kopf- und Gesichtsverletzungen beobachtete B i l l r o t h 1870/71 nur fünfmal; darunter befand sich kein penetrierender Schädelschuß.

Im Weltkrieg und auch in diesem Krieg spielen die Schädel-Hirnverletzungen eine große Rolle. Hier seien kurz

die Erfahrungen im Heimatlazarett hervorgehoben, die einen
Rückschluß auf den Wert der in den vorderen Lazaretten
durchgeführten Maßnahmen gestatten.

Bei den auswärts operierten Fällen ist das häufige
Vorkommen von Epilepsien hervorzuheben, eine Tatsache,
auf die ungemein vorsichtig V o g e l e r aus seinem vom
ersten Weltkrieg her nachuntersuchten Krankengut hinwies.
Der hohen Zahl der Epilepsie entsprechen in unserem
Krankengut die 53% starker Ausziehung und Ausweitung
im Encephalogramm bei den Operierten gegenüber 33%
bei den nichtoperierten Patienten.

Des weiteren interessierte uns die Frage, inwieweit
Wundeiterungen mit dem Zeitpunkt der Operation zusam-
menhingen; die Heilungen per secundam nehmen an Zahl
zu, je später operiert wird, betragen aber bei den innerhalb
der ersten 24 Stunden operierten Patienten immerhin
36·40%. Prolapse sind bei den nach dem fünften Tag operierten Patienten am häufigsten, auch die Zahl der Abszesse
nimmt im Verhältnis der zwischen Verwundung und Operation vergangenen Zeit zu.

Weiter muß festgestellt werden, daß bei den auswärts
operierten Fällen die Abszesse seltener waren, daß aber
die Aussichten der Abszeßoperierten bei den primär operierten Fällen durchaus nicht besser waren, von den auswärts operierten Fällen, bei denen es im Heimatlazarett zu
Abszeß- oder Encephalitisbildung kam, starb die Hälfte,
von auswärts nichtoperierten Fällen ungefähr die gleiche
Zahl. Doch haben wir Prolapsbildung bei den auswärts
operierten Fällen in weit höheren Prozentzahlen gefunden
als bei den auswärts nichtoperierten Patienten. Schließlich
muß darauf hingewiesen werden, daß in 60% der auswärts operierten Fälle noch Splitter vorhanden waren.
Durch die vorbereitende Hautplastik und Chloralhydrat-
vorbehandlung wurde die Gefahr eines Eingriffes wegen
Epilepsie herabgesetzt.

Ueber die Thoraxverletzungen finden wir in B i l l r o t h s
Briefen wenig; von 30 penetrierenden Lungenverletzungen
verlor er 7, darunter 3, die mit Rippenresektion behandelt
worden waren. D e n k hat in Z i m m e r s Kriegschirurgie
über Thoraxverletzungen berichtet. Nach ihm besteht die
Therapie der akuten Erscheinungen nach Brustschüssen
in Schockbekämpfung, in der Blutstillung, bei schweren,
wiederholten Blutungen durch Thorakotomie, Aufsuchen
und Verschluß der Blutungsquelle. Der offene Pneumo-
thorax muß so rasch als möglich geschlossen werden.
Schon bei der ersten Hilfeleistung kann durch verschiedene
Handgriffe oder luftdicht abschließende Verbände die Gefährlichkeit dieses Zustandes vermindert werden. Die defi-

nitive Versorgung besteht in der Wundausschneidung und Naht oder plastischer Deckung des Defektes in der Thoraxwand. Die Mediastinalverdrängung durch Blut oder Luft muß durch Punktion oder Aspirationsdrainage beseitigt werden.

Bei verzögerter Resorption des Blutergusses in der Pleurahöhle sind wiederholte Punktionen oder die Bülau-Drainage das beste Mittel, um Schwartenbildungen zu verhindern.

Die bedeutungsvollste Rolle im Spätstadium spielt die Infektion des Ergusses, das Empyem, dessen rechtzeitige Behandlung von allergrößter Bedeutung ist. Die Aspirationsdrainage ist im Früh- oder Spätstadium des Empyems die Methode der Wahl. Vor der Beseitigung der Drainage muß durch Fistelfüllung mit einem Kontrastmittel und Röntgenaufnahme die Sicherheit gewonnen werden, daß keine Resthöhle mehr vorhanden ist. Chronische Empyeme und Empyemresthöhlen werden am zweckmäßigsten der ununterbrochenen Saugbehandlung unterzogen, welche nicht selten große Eingriffe überflüssig macht. Wenn die Saugbehandlung eine weitere Verkleinerung der Empyemhöhle nicht mehr erreichen läßt, sind thorakoplastische Eingriffe notwendig.

Von den 5 Bauchschüssen, die B i l l r o t h beobachtete, starben 3 ohne Operation, 2 blieben bei konservativer Behandlung am Leben. Bei einer Schußverletzung der Nieren kam es zur spontanen Heilung. Das geringe Krankengut läßt einen Vergleich mit den Arbeiten S t e i n d l s und H u t t e r s über Bauchschußverletzungen, bzw. den Schußverletzungen der Harn- und Geschlechtsorgane in Z i m m e r s Lehrbuch nicht zu, weil 1870/71 die operative Behandlung dieser Verletzungen nur selten durchgeführt wurde.

Verzeichnet doch A l b e r t 1879 in seinem Lehrbuch der Chirurgie glücklich verlaufene Fälle von Bauchschüssen ausdrücklich, weist aber allerdings schon darauf hin, daß es der Epoche der Ovariotomien, Laparotomien nicht an Courage und Technik fehlt, bei Verletzungen des Bauches den Koterguß im Peritoneum zu belassen.

B i l l r o t h riet 1870 dringend davon ab, an einem Netzvorfall aus einer Bauchwunde irgend etwas zu machen, doch würde er nicht anstehen, die verletzte Niere zu exstirpieren, da diese Operation aus anderen Gründen von S i m o n erstmalig mit Erfolg durchgeführt worden war.

Theodor Billroth
und Johannes Brahms*

Von

Professor Dr. N. v. Jagić

Wien

Vor kurzem wurde im 1. Hof des Wiener Allgemeinen Krankenhauses ein Denkmal von Theodor B i l l r o t h anläßlich seines 50. Todestages enthüllt.

Die Bedeutung B i l l r o t h s als Chirurg wurde von berufener Seite gewürdigt. Wir haben uns entschlossen, der alten Tradition der Klinik folgend, eine musikalische Weihestunde zu veranstalten.

Der Name Theodor B i l l r o t h s steht im engsten Zusammenhang mit dem Komopnisten Johannes B r a h m s.

Theodor B i l l r o t h, geboren im Jahre 1829 auf Rügen, wurde 1852 zum Doktor der gesamten Heilkunde promoviert. Im Anschluß daran trat er als Assistent in die Chirurgische Universitätsklinik in Berlin ein. Der berühmte Chirurg Professor L a n g e n b e c k war damals der Vorstand dieser Klinik. B i l l r o t h verblieb in dieser Stellung bis 1860. Im gleichen Jahre erfolgte seine Berufung nach Zürich als Direktor der Universitätsklinik. Dortselbst blieb er bis zum Jahre 1867. Zu diesem Zeitpunkt erfolgte die Berufung nach Wien als Vorstand der II. Chirurgischen Universitätsklinik. Theodor B i l l r o t h starb 1894 in Wien.

---

* Vortrag, gehalten am 11. Februar 1944 an der II. Medizinischen Universitätsklinik.

Es war dies ein klarer wissenschaftlicher Aufstieg des großen Chirurgen und Gelehrten B i l l r o t h. Der Lebenslauf Johannes B r a h m s' hatte nicht die gerade Linie wie bei B i l l r o t h. B r a h m s mußte manche schwere Enttäuschung erleben, bis seine große Kunst Anerkennung fand.

Johannes B r a h m s wurde 1833 in Hamburg geboren und starb im Jahre 1897 in Wien. Schon in seinen jungen Jahren arbeitete er fleißig an Kompositionen und konzertierte immer wieder in verschiedenen Städten Deutschlands und der Schweiz. Er fand nach genauem Studium der Werke von B a c h, H a y d n, M o z a r t und B e e t h o v e n vor allem den Anschluß an Robert S c h u m a n n, den klassischen Romantiker. In seinen Wanderjahren kehrte B r a h m s immer wieder in seine Vaterstadt Hamburg zurück, bis endlich Wien seine zweite Heimat wurde. Erst im Jahre 1878 ließ er sich ständig daselbst nieder. Auch während seiner Wiener Zeit unternahm er Konzertreisen nach Baden-Baden, wo Klara S c h u m a n n, die berühmte Pianistin, lebte, ferner nach Süddeutschland, und war mehrere Male in Italien.

Johannes B r a h m s wurde 1878 Ehrendoktor der Philosophischen Fakultät der Universität Breslau. Im Jahre 1908 wurde ihm ein Denkmal in Wien am Karlsplatz gesetzt mit dem Blick zum Musikvereinsgebäude.

Die Kompositionen B r a h m s e n s sind heute Gemeingut der gesamten musikalischen Welt. Er komponierte vier Symphonien, zwei Serenaden und mehrere Ouvertüren, darunter die herrliche Akademische Festouvertüre mit dem hinreißenden Ausklang des Gaudeamus. Weitere Kompositionen sind zwei Klavierkonzerte, das berühmte vielgespielte Violinkonzert, eine große Zahl von Kammermusikwerken, Quartetten, Quintetten, Sextetten, zwei Cellosonaten, zwei Klarinettensonaten — im letzteren fallen die alpenländischen Ländlermotive besonders auf —, ferner zahlreiche Klavierwerke und wunderschöne Lieder, und schließlich auch Chorwerke. Eine Oper hat B r a h m s nie komponiert. Es erinnert dies an B e e t h o v e n, der auch nur eine Oper komponierte, den unsterblichen „Fidelio". Beide Komponisten haben gemein, daß ihnen als absoluten Musikern die Oper nicht recht zusagte.

Die Beziehungen von B i l l r o t h zu B r a h m s kann man erst recht verstehen, wenn man weiß, daß die Familie B i l l r o t h, Großeltern und Eltern, mit der Musik auf das Innigste verbunden war.

Schon als Kind lernte B i l l r o t h die Musik im Hause seines Großvaters in Greifswald kennen. Dieses Haus war der musikalische Mittelpunkt der Stadt. B i l l r o t h s Großmutter war eine anerkannte Sängerin. Auch im Elternhaus B i l l r o t h s wurde die Musik eifrig gepflegt, insbesondere

musizierte er mit seiner Mutter. Schon damals fühlte er
sich immer wieder zu den klassischen Romantikern W e b e r
und S c h u m a n n hingezogen. Zu Lebzeiten galt B r a h m s
als moderner Romantiker, heute dürfen wir ihn wohl auch
schon zu den klassischen zählen. Im Gymnasium war B i l l -
r o t h ein schlechter Schüler. Durch die Musik wurde er
stark vom Lernen abgelenkt, was er selbst in seiner Bio-
graphie zugibt. Robert S c h u m a n n wurde sein Lieblings-
komponist. Schon in seiner Berliner Zeit als Assistent der
Chirurgischen Klinik bis zum Jahre 1860 hatte er rege
Beziehungen zur musikalischen Welt und war eifriger Be-
sucher von Konzerten und Opern.

In den Jahren 1860 bis 1867 war B i l l r o t h in Zürich
Direktor der Chirurgischen Klinik. In diese Zeit fällt auch
die allmähliche Anerkennung der Werke von B r a h m s. In
Zürich hat B i l l r o t h auch selbst fleißig musiziert und die
Bratsche erlernt, um bei der Kammermusik mitspielen zu
können. Er musizierte mit musikalischen Kollegen und
Freunden im Kreise häuslicher Kammermusik und spielte
je nachdem es gerade notwendig war, Klavier oder Bratsche.
B i l l r o t h war in Zürich schon bevor er B r a h m s persönlich kannte, ein warmer Förderer der Kompositionen von
B r a h m s. Das Billroth-Haus war in Zürich ein Mittelpunkt musikalischer Geselligkeit. B i l l r o t h s Beruf als
Kliniker und Chirurg sowie seine Liebe zur Kunst und Geselligkeit erfüllten sein Leben. Dazu kam noch ein glück-
liches Familienleben mit seiner schönen jungen Frau, die
ihm bei allen seinen Neigungen fördernd zur Seite stand.
Frau B i l l r o t h hemmte nicht die Neigungen ihres Mannes. Das war ein Glücksfall im Leben B i l l r o t h s. Er
hat in Zürich wohl die glücklichste Zeit seines Lebens ver-
bracht. Schon damals begann der Briefwechsel zwischen
B i l l r o t h und B r a h m s zu einer Zeit, da sich die beiden
Männer persönlich noch nicht kannten.

Für B r a h m s war der Briefwechsel mit B i l l r o t h
ein Bedürfnis geworden. Er hat es nie vergessen, daß sich
B i l l r o t h schon in Zürich für seine Musik so warm eingesetzt hat; denn es war dies zu einer Zeit, wo B r a h m s
noch nicht die Liebe der musikalischen Welt hatte, die ein
Komponist braucht. Es war auch die Zeit, da die Wagnerianer B r a h m s als hölzernen Johannes bezeichneten.

B i l l r o t h hat sich, wie schon erwähnt, zu einer Zeit,
da er B r a h m s noch nicht persönlich kannte, für seine
Kunst in Zürich warm eingesetzt. Im Jahre 1865 kam
B r a h m s nach Zürich, um in einem Konzert seine Serenade
zu dirigieren; er hatte einen schönen Erfolg. B r a h m s
schrieb damals an Klara S c h u m a n n, wie sehr es ihn
gefreut habe, daß so viele Musikfreunde, darunter auch

Professor Theodor B i l l r o t h, diesem Konzert beiwohnten. Dies war noch vor der persönlichen Begegnung von B i l l - r o t h und B r a h m s. Sie lernten sich im Herbst 1865 persönlich kennen. Für beide Männer war dies ein Abschnitt im Leben. Wenn B r a h m s nach Zürich kam, verlebte er seine schönsten Stunden im Billroth-Haus. B r a h m s' Schwärmerei für Klara S c h u m a n n hatte sich damals schon beruhigt; seine Werther-Zeit war vorüber. In seinen Kompositionen machte sich immer mehr ein tiefer Ernst bemerkbar.

Mancher bittere Tropfen fiel in das Leben B r a h m s'. So der Durchfall seiner Werke in einem Konzert 1859 in Leipzig. B r a h m s litt schwer unter diesem Mißgeschick. Auch die Ablehnung als Musikdirektor in seiner Vaterstadt Hamburg hat ihn schwer getroffen. Doch seine eiserne Selbstdisziplin half ihm über alles hinweg. B r a h m s hatte äußerlich eine harte, unter Umständen eine abstoßende Schale, aber sicher ein warmes Herz. Nur ein Künstler mit einem warmfühlenden Herzen kann solche Motive her- vorbringen, wie wir sie in den Kompositionen bei B r a h m s finden. Immer wieder erklingt die Sehnsucht nach seiner Heimat Hamburg, so in seinen Heimwehliedern und im Regenlied. Er schrieb später noch an Klara S c h u m a n n, welch tiefe Wunde ihm in Hamburg versetzt wurde. Manche Schroffheit und Härte im Wesen von B r a h m s findet darin seine Erklärung. Man erzählt sich, daß B r a h m s in einer Gesellschaft von Freunden plötzlich seiner Art entspre- chend erklärte. „Jetzt habe ich schon alle beleidigt, jetzt kann ich gehen." Seine Freunde nahmen ihm das nicht übel, da sie ihn als Künstler anerkannten.

Nach der Ablehnung in Hamburg kam Wien an die Reihe. In Wien ist B r a h m s erst so recht zur Kammer- musik gekommen. Das berühmte Hellmesberger-Quartett war für ihn eine besondere Anregung, ebenso die Chorkonzerte der Singakademie. So kam B r a h m s Wien immer näher.

Der Krieg 1866 brachte eine Lücke in die Beziehungen von B r a h m s und B i l l r o t h, da letzterer als Kriegs- chirurg tätig war.

B r a h m s sehnte sich nach einer Lebensstellung, wollte sich ein Heim gründen und ein bürgerliches Leben beginnen. Als Johannes B r a h m s 1866 nach Wien kam, war B i l l r o t h noch in Zürich, doch hatte B r a h m s in Wien seine musikalischen Beziehungen schon gefunden — in Wien der Musik- und Kunststadt. — Als B i l l r o t h 1867 nach Wien kam, war B r a h m s schon in den musika- lischen Kreisen bekannt und anerkannt. Für B r a h m s kam auch eine Wendung in den Motiven seiner Kompositionen, die zum Teil wienerisch, zum Teil alpenländisch anmuten.

Ich erinnere an seine Wiener Walzer und an die alpenländischen Motive seiner Kompositionen. B r a h m s bewunderte in Wien . das schon damals berühmte Wiener Philharmonische Orchester, dessen Klangschönheit auch heute noch erhalten ist. In den Siebzigerjahren wurden die Werke von B r a h m s im Billroth-Haus oft aufgeführt. Das Verhältnis von B i l l r o t h zu B r a h m s wurde immer inniger.

B i l l r o t h hatte stets eine strenge Zeiteinteilung, sonst wäre es auch nicht möglich gewesen, daß er neben seinem Beruf als Direktor der Klinik und Chirurg selbst eifrig musizierte. Diese Zeiteinteilung hielt er auch im Sommer in seiner Villa in St. Gilgen ein. Den Vormittag erfüllte Klavierspiel und die Gesangsbegleitung seiner Tochter Else, die Abendstunden waren der Geselligkeit gewidmet.

B r a h m s lebte viel freier, er stand schon oft um 5 Uhr früh auf, und ging mehrere Stunden spazieren, wobei ihm seine Motive einfielen. Dann eilte er nach Hause, spielte diese neuen Melodien am Klavier und schrieb sie nieder.

B i l l r o t h s Tochte Else war ganz aufgegangen in der Musik B r a h m s, doch konnte sie ihm persönlich nicht recht nahe kommen, ebenso wie B i l l r o t h s Frau. Als Mensch behagte er ihnen beiden nicht. B r a h m s Freund, der berühmte Geiger J o a c h i m, schreibt: „Künstler und Mensch sind zwei verschiedene Dinge."

B i l l r o t h war auch musikliterarisch tätig, bekannt ist sein Buch „Wer ist musikalisch?". Hier legt er das Gewicht auf den Rhythmus. Es muß allerdings noch ergänzt werden: Die Grundlagen der Musik sind Rhythmus, Melodie und Dynamik. Die schon erwähnte Hausmusik im Hause B i l l r o t h war stadtbekannt. Hier wurden Kammermusikwerke von B r a h m s aufgeführt, Berufsmusiker und Dilettanten wirkten mit. B i l l r o t h spielte Klavier oder Bratsche. Nicht selten wurden Kammermusikwerke von B r a h m s im Billroth-Haus gespielt, bevor sie in Konzerten öffentlich aufgeführt wurden.

Ich selbst habe B i l l r o t h nicht mehr gesehen, ich war noch im Gymnasium. Hingegen sah ich B r a h m s in Konzerten; das erstemal, als er in dem so schönen Bösendorfersaal, der leider nicht mehr vorhanden ist, die italienische Sängerin Alice B a r b i begleitete, die seine Lieder zum Vortrag brachte. Der äußere Kontrast zwischen der schönen jungen schwarzäugigen Italienerin und dem alternden, graubärtigen B r a h m s am Klavier war auffällig, doch innerlich bestand zwischen beiden eine innige musikalische Harmonie. Diese schöne Erinnerung bleibt mir unvergeßlich. Später sah ich B r a h m s, einige Monate vor seinem Tode, in der Direktionsloge des Großen Musikvereinssaales,

als der berühmte Geiger O n d r i c e k sein Violinkonzert
spielte. B r a h m s spendete dem großen Geiger reichen
Beifall, der Geigenkünstler dankte, indem er sich immer
wieder vor der Direktionsloge verneigte. B r a h m s war
damals schon hochgradig abgemagert und von schwerer
Gelbsucht befallen.

Im Anfang dieses Jahrhunderts tobte ein Kampf zwischen B r a h m s und B r u c k n e r. In Wien habe ich diesen
Kampf wiederholt als Brahmsanhänger mitgemacht. Es erinnert dies an die Periode W a g n e r -V e r d i. So gab es
damals vier Parteien: Bramsianer, Brucknerianer, Wagnerianer und Anhänger von Verdi-Opern. Ich selbst entsinne
mich einer Episode in Frankfurt am Main, wo in einem
Kreis von Aerzten und Musikern über W a g n e r und V e r d i
gesprochen wurde. Die Wagneranhänger sagten: „Verdi
kann man nicht mehr hören." Diese Partei war in der
überwiegenden Mehrzahl, nur ich und ein Tenor von der
Frankfurter Oper setzten sich für V e r d i ein. Heute ist
der Kampf schon lange beendet. B r u c k n e r steht neben
B r a h m s und Wagner-Opern werden genau so aufgeführt
wie Opern von V e r d i.

Die Musik von B r a h m s ist einmalig. Man kann
sie am besten als ernste Poesie bezeichnen. B i l l r o t h
war Chirurg, Wissenschaftler und Musiker in einer Person,
für ihn war Musik nicht Beruf, sondern Berufung. Die Tradition beider Männer lebt weiter. Die bahnbrechenden Leistungen B i l l r o t h s leben heute noch in einer Reihe berühmter Chirurgen. Die B r a h m s tradition wurde zunächst
erhalten vom Joachim-Quartett, das ich noch anfangs dieses
Jahrhunderts gehört habe und von der Pianistin Maria
B a u m a i e r. Ich selbst hatte das Glück, mit genannter
Pianistin die Violinsonaten von B r a h m s zu spielen und
von ihr die Phrasierung, das Zeitmaß und das Tempo,
wie sie es von B r a h m s übernommen hat, weiter zu übernehmen. Es ist für uns alle, die wir diese Zeit miterlebt
haben, eine heilige Pflicht, diese Tradition weiterzugeben,
namentlich das ruhige Tempo und die freie Phrasierung.
Noch einen Namen muß ich hier nennen, das ist der Name
E i s e l s b e r g. Auch hier hatte ich das Glück, diesen großen
Chirurgen und Billrothschüler bei meiner Hausmusik in
meiner Wohnung begrüßen zu dürfen. E i s e l s b e r g war
ein begeisterter und dankbarer Zuhörer.

Die Musik von B r a h m s ist keine leichte Kost, man
muß sich einfühlen, wenn man aber ganz aufgegangen ist
in ihr, kommt man nicht mehr los. In der Musik von
B r a h m s finden wir den Ernst des Nordländers, doch
weht ein südlicher Wind in seinen in Wien und den Alpenländern geschaffenen Werken. Nochmals erinnere ich

an die Wiener Walzer und die Ländlerweisen. B r a h m s hielt sich gerne in den Alpenländern auf, insbesondere in Pörtschach am Wörthersee und in Ischl. Immer wieder dringt aber in seinen Werken nordische Melancholie durch. Die ungarischen Motive in den Kompositionen von B r a h m s sind wohl auf den Einfluß des Geigers J o a c h i m zurückzuführen. So sind seine Motive immer der Gegend und seinem Freundeskreise bis zu einem gewissen Grade angepaßt. Das ist der große Reiz der poetischen, einzigartigen und vielseitigen Motive der Kompositionen B r a h m s'.

So fanden sich zwei Männer, B i l l r o t h, der große Chirurg, und B r a h m s, der große Musiker, beide Männer von größtem Format. Sie haben Werke geschaffen, die Ewigkeitswert haben, sie waren in idealer Freundschaft verbunden. Die Bindung dieser Freundschaft war die Kunst, die Musik.

The manufacturer's authorised representative in the EU is Springer
Nature Customer Service Centre GmbH, Europaplatz 3, 69115 Heidelberg,
Germany. If you have any concerns regarding our products, please
contact ProductSafety@springernature.com

Printed and bound by CPI Group (UK) Ltd, Croydon, CR0 4YY

28/04/2026

02098536-0001